请医生答

关于**肿瘤康复**的100个问题

骆学新 主编

浙江科学技术出版社

图书在版编目（CIP）数据

医生请回答：关于肿瘤康复的100个问题 / 骆学新
主编. — 杭州：浙江科学技术出版社，2022.1
　　ISBN 978-7-5341-9945-5

　　Ⅰ.①医… Ⅱ.①骆… Ⅲ.①肿瘤-预防（卫生）-问
题解答 Ⅳ.①R730.1-44

　　中国版本图书馆CIP数据核字（2021）第257895号

书　　名　医生请回答：关于肿瘤康复的100个问题
主　　编　骆学新

出版发行　浙江科学技术出版社
　　　　　杭州市体育场路347号　邮政编码：310006
　　　　　办公室电话：0571-85176593
　　　　　销售部电话：0571-85062597
　　　　　E-mail: zkpress@zkpress.com
排　　版　杭州兴邦电子印务有限公司
印　　刷　浙江新华数码印务有限公司

开　　本　787×1092　1/32　　　　印　张　6.25
字　　数　70 000
版　　次　2022年1月第1版　　　　印　次　2022年1月第1次印刷
书　　号　ISBN 978-7-5341-9945-5　　定　价　38.00元

责任编辑　王巧玲　　　　责任美编　金　晖

责任校对　张　宁　　　　责任印务　田　文

本书编委会

主　编：骆学新

副主编：祝一琳

编　委：（以姓氏笔画为序）

王啸澜　周梦熙　赵秀红

前　言

　　随着我国人口的老龄化，我国恶性肿瘤的发病率与死亡率显著上升。尽管恶性肿瘤的早期筛查、诊断方法和治疗技术在不断地进步，患者的生存率也有所提高，但恶性肿瘤仍然是我国乃至全球居民的第一死因。与恶性肿瘤同时存在的，还有极其沉重的疾病负担、肿瘤的复杂性以及医疗卫生资源分配的不平衡等问题。所以，挑战依然存在。但是得了恶性肿瘤不代表一定被判死刑。如何减少肿瘤患者的痛苦、改善患者生活质量、延长患者生存时间、缓解患者家庭压力是医学界一直在关注的问题。而在这个过程中，做好临床肿瘤康复工作尤为重要。

　　我从1989年开始从事中医肿瘤临床工作。在大量的临床实践中，我深深地体会到与肿瘤做斗争不能单靠临床手段，必须依赖心理、营养、运动等的共同配合；与肿瘤做斗争也不能单靠医生，还必须有患者及家属的共同参与。

　　当知道自己患上恶性肿瘤时，很多人会感到恐惧、焦虑、无奈，甚至不知所措，他们常常不能接受残酷的现实，感觉人生没有了希望。当我接诊不同的肿瘤患者，倾听他们的各种诉说、担忧和焦虑时，我常感受到患者对我的期待，也感受到了他们面对肿瘤时手足无措的心情。在临床门诊中，患者及家属常常会问我很多有关肿瘤康复的问题，如"我的治疗方案有副作用吗？""治疗后生存率大概是多少？""我治疗后最坏的结果是什么？""我治疗后最大概率会发生什么情况？""治疗过程中我的生活质量怎么样？""我能从事自己喜欢的活动或继续以前的一些生活习惯吗？""我需要放、化疗吗？""我还能活多久？"……

因此，我利用日常繁忙工作之余的点滴时间，将对于这些问题的回答写在了这本书里。

我们的目的在于让健康人知道如何预防肿瘤的发生，如何进行早期筛查、发现癌前病变或肿瘤；对肿瘤患者进行治疗和康复指导，帮助其早日回归家庭、回归社会。

本书以一问一答的形式呈现，结合了中医学、心理学、营养学、护理学以及运动学等方面的知识，介绍了肿瘤相关的预防、治疗、康复、营养等方面的内容，并对中医的肿瘤防治进行了重点介绍。中医以"治未病"思想指导肿瘤康复，在肿瘤防治方面具有重要的意义，在应对癌前病变防恶化、肿瘤术后防复发及转移方面疗效显著，也更具特色。

希望这本书能对您有所帮助。

目　录

第二篇　预防肿瘤，我们要注意这些问题　029

第三篇　得了肿瘤怎么办　065

第四篇　肿瘤中医治疗要注意什么　093

第六篇　肿瘤患者的生活该如何调整　151

认识肿瘤

第一篇

Q1

什么是肿瘤?

肿瘤(tumor)是人体在各种致瘤因素的作用下,自身细胞的基因发生突变,细胞异常增生而产生的新生物。肿瘤可分为良性肿瘤和恶性肿瘤。良性肿瘤一般发展较缓,生长慢,很少发生转移,慢慢长大后可压迫周围组织而出现相应症状。恶性肿瘤通常被称为癌症,呈浸润性生长,对正常组织有较大的破坏作用,具有生长速度快、与正常组织边界不清、容易发生转移、治疗后易复发等特点。

Q2
中医是如何理解肿瘤的?

中医在很久以前就对肿瘤有了一定的认识,在殷墟甲骨文里就出现了"瘤"一字。在历代文献中记载的"乳岩""石瘿""积聚"等病,也与相应部位的恶性肿瘤类似。

中医通过整体观念和辨证论治观念对恶性肿瘤进行分析,认为恶性肿瘤的形成有内、外之因。《素问·刺法论》中说:"正气存内,邪不可干。"中医认为情志内伤、饮食不节、劳逸不合、体质内虚加上外界的六淫邪气等多种因素导致机体阴阳平衡失调、经络气血通行阻滞,出现湿阻、气滞、血瘀、毒聚等证,最终形成了肿块。

Q3
常见的恶性肿瘤有哪些?

  恶性肿瘤包括癌和肉瘤,其中上皮组织来源的恶性肿瘤称为癌,间叶组织来源的恶性肿瘤称为肉瘤。根据最新的癌症统计数据,恶性肿瘤占据了我国居民全部死因的23.91%,且近年来发病率、死亡率均呈上升态势。在我国,男性发病前十位的恶性肿瘤是肺癌、胃癌、肝癌、结直肠癌、食管癌、前列腺癌、膀胱癌、胰腺癌、淋巴瘤、脑瘤;女性发病前十位的恶性肿瘤是乳腺癌、肺癌、结直肠癌、甲状腺癌、胃癌、子宫颈癌、肝癌、食管癌、子宫体癌、脑瘤。恶性肿瘤不仅威胁患者的生命,还给患者带来了无尽的痛苦、高度的精神压力和昂贵的医药费用,已成为严重威胁居民健康的主要公共卫生问题之一。

Q4
恶性肿瘤如何分期?

肿瘤分期通常只针对恶性肿瘤。目前最常用的临床分期方法是TNM分期,取肿瘤英文tumor的首字母"T"表示原发肿瘤,取淋巴结英文node的首字母"N"表示淋巴结转移,取转移英文metastasis的首字母"M"表示远处转移。在字母右下角加上0、1、2、3等数字,表示恶性肿瘤的原发灶、淋巴转移及远处转移的程度。根据物理诊断、影像学诊断、实验室检查、病理诊断等的结果,可以对恶性肿瘤做出相应的分期。不同的恶性肿瘤的TNM分期有不同的临床意义。根据TNM分期,可以归纳出恶性肿瘤患者的临床分期,以此判断预后,并制订出相应的最佳治疗方案。有些特别的肿瘤,如淋巴瘤等,还存在一些特别的分期方法。

Q5
肿瘤的生长方式有哪些？

肿瘤的生长方式有膨胀性生长、外生性生长、浸润性生长三种。

良性肿瘤的生长方式多为膨胀性生长，肿瘤一般生长缓慢，不会侵袭正常的周围组织，但随着体积的逐渐增大，会对周围组织造成挤压和阻塞作用，从而使机体出现相应的临床表现。如果良性肿瘤在短期内生长突然加快，也要考虑其发生恶变的可能。

浸润性生长是大多数恶性肿瘤的生长方式，肿瘤细胞侵入附近组织间隙、淋巴管和血管，在侵入的同时还对周围组织有较大的破坏，肿瘤的发展速度较快。

外生性生长是发生在体表、体腔或管道器官表面（如消化道、泌尿道的表面等）的肿瘤的常见生

长方式。良、恶性肿瘤都可呈现此类生长。外生性
生长常会导致突起的息肉状、乳头状、蕈状、菜花
状肿物。如果是恶性肿瘤，往往还伴有浸润性生长，
即表面呈外生性生长，基底部呈浸润性生长，其生
长迅速，血液供应不足，较易发生组织坏死脱落而
形成底部不平、边缘隆起的恶性溃疡。

Q6
肿瘤的发生与饮食有关吗？

不健康的饮食习惯是增加恶性肿瘤发生风险的因素之一。研究发现，某些恶性肿瘤的发生与不良的饮食习惯有较为紧密的联系，如长期食用腌制类食品或者长期饮用较烫的茶，容易发生食管癌；长期嚼服槟榔会增加口腔、喉、食管、胃发生恶性肿瘤的风险；长期高脂肪饮食会增加发生大肠癌的风险。虽然饮食并不一定是恶性肿瘤发生的决定性因素，但其确实是一种重要诱因。经常吃熏烤、发霉变质食物或经常酗酒的人患恶性肿瘤的概率比生活习惯正常的人要大很多。

所以，在平时的生活中，大家应养成良好的生活习惯，避免不良饮食行为，以减少肿瘤的发生。

Q7
肿瘤的发生与情志、性格有关吗?

心理因素被世界卫生组织列为"生活方式癌"的致病因素之一。情绪不稳定、心理不平衡、忧愁、苦闷、悲哀、愤怒、内疚等被称为C型心理模式。"C"是癌症英文cancer的第一个字母,C型心理即癌式心理,具有此种心理状态的人容易得癌症。

研究表明,性格高度内向、情绪不稳定、情感过分表达或压抑的人群患恶性肿瘤的概率明显增高。该类人群被认为存在一种"癌症性格",其主要表现为情感反应过分强烈或过分抑制。在这种情绪下,人体免疫机能容易发生波动,而情志因素则通过干扰自控细胞群,促进肿瘤的发生、发展。

中医历来比较重视气机的调畅,认为"百病皆生于气"。气机不畅,脏腑功能就会受到影响,从而影响气机的正常功能。思伤脾、怒伤肝、喜伤心、忧悲伤肺、惊恐伤肾。喜怒太过、忧愁思虑这一系列的不良情绪会导致气机不畅、脏腑功能失调、正气下降，从而使人体防御外邪的功能减退，导致气郁气滞、痰凝毒瘀的发生。因此，长期不调整情志也会导致肿瘤的发生。

Q8
肿瘤的发生与环境有关吗?

肿瘤的发生与多种因素有关，其中环境也是主要相关因素之一。环境中某些致癌物质含量较多易导致相应肿瘤的发生。

一部分人由于长期从事某种职业，易罹患相关肿瘤，如长期接触粉尘的人容易发生肺癌；长期从事有射线、同位素污染的工作的人患白血病的风险增加；长期遭受紫外线照射的人容易发生皮肤癌。

生活环境中也有很多致癌物质，如吸烟会形成一种特定的环境，不仅使吸烟者自身发生肿瘤的风险增加，还影响周围环境，使未吸烟的人长期处于二手烟的环境中。据研究，长期吸烟会导致发生肺鳞癌的概率增高，长期吸二手烟的人发生肺腺癌的概率较高。室内环境中的污染物质，如房子装修后散发的甲醛和氡，也是隐形的杀手，导致接触者患癌风险增加；中国厨房多煎、炸的烹饪习惯会导致烹饪者油烟吸入过多，其发生肺癌的风险也会增加。

Q9
哪些人容易得肺癌？

近年来，我国肺癌的发病率逐年增高。究其原因，除了受到大气污染的影响外，还与生活中的一些职业习惯有关。那么哪些人容易得肺癌呢？

（1）老年人：随着年龄的增大，老年人的免疫功能下降，脏器功能减退，其患癌的概率也越来越大。

（2）具有肺癌家族史或有慢性肺疾病史的人。

（3）长期吸烟的人（其中也包括被动吸烟者）：每日吸烟20支及以上的人，医学上将其定义为重度吸烟者，是肺癌高危人群。对于50岁以上的重度吸烟者，建议每年进行一次低剂量螺旋CT筛查。

（4）特殊职业人群：如化工厂工人接触的有毒颗粒较多，颗粒易附着于肺纤毛上，长期如此容易使肺上皮发生恶变。

Q10
哪些人容易得胃癌？

胃癌是我国常见的恶性肿瘤之一，那么哪些人容易得胃癌呢？

（1）胃癌高发地区的人、有不良生活习惯者：这与该地区人种的遗传性、人的饮食习惯有关。如长期食用腌制、烧烤、高盐、油炸的食物，长期抽烟、饮酒等都会对胃造成严重伤害，应及时调整。

（2）幽门螺杆菌感染者、有基础胃病史者：幽门螺杆菌感染可引起慢性胃炎，并导致胃溃疡和胃萎缩，严重的甚至会发展为胃癌。专家认为，及早发现幽门螺杆菌感染，有效利用抗生素杀灭幽门螺杆菌，对预防和控制胃癌有重大意义。

萎缩性胃炎是胃癌前病变的一种，有萎缩性胃炎者应提高警惕。当然，具体还需根据病理报告来作进一步判断，患者不必因为诊断报告上写的是萎缩性胃炎而惊慌。有些胃息肉患者，如息肉直径超过2cm者，其患胃癌的风险也会升高。

（3）有胃癌家族史者。

（4）长期工作压力较大，紧张、焦虑、多疑等不良情绪也会影响胃的功能，增加胃癌发生的风险。

Q11
哪些人容易得肝癌?

肝癌也是我们日常生活中常见的恶性肿瘤之一,在我国发病人数较多,其发病率在男性易发生的恶性肿瘤中位居第三。

肝脏主要有两大类细胞:肝细胞和肝内的胆管细胞。原发性肝癌就是从这两种细胞演变而来的。我们常说的肝癌,通常是指肝细胞癌,占到原发性肝癌的90%以上。肝癌的发生与环境污染、家族基因、肝炎病毒感染、不良生活习惯等多种因素有关,但在众多诱因中,还是以肝炎病毒感染最为主要。在我国,大约90%的肝癌患者有病毒性肝炎,特别是乙型肝炎的患病史。需要强调的是,患有病毒性肝炎等肝基础性疾病的患者,平时要特别注意生活方式,避免酗酒、过度疲劳、长期情绪不佳,因为这些都会促进疾病的发展。当然，并不是说所有感染了乙肝病毒的人最终都会患肝硬化和肝癌，关键是要及时控制基础疾病，减小发生肝癌的风险。哪些情况是肝癌的高危因素呢？

（1）病毒性肝炎：在我国，大部分肝癌患者在发病前就已患有肝炎。80%～90%的肝癌由肝炎病毒所导致。常见的肝炎病毒包括乙型肝炎病毒、丙型肝炎病毒等。

（2）长期酗酒、非酒精性脂肪性肝炎、食用被黄曲霉毒素污染的食物、各种原因引起的肝硬化也是诱发肝癌的高危因素。

（3）有肝癌家族史的人群，尤其是年龄在40岁以上的男性，患肝癌的风险更大。

Q12
哪些人容易得食管癌？

食管癌在我国发病率较高，它以进行性的吞咽困难为典型表现，早期可表现为胸骨后不适、灼热感、食物通过慢或者哽噎感。哪些人容易患食管癌呢？

（1）有家族史的遗传易感人群：食管癌高发区存在着明显的家族聚集现象。

（2）50岁以上的中老年人是食管癌高发人群。

（3）经常食用腌制、霉变食物者，长期酗酒（特别是高度白酒）损伤食道黏膜者，长期嗜吃烫饮、烫食、粗糙坚硬食物者。

（4）患有易致食管癌变的基础疾病者，如有重度食管上皮增生的人。

（5）食管癌术后患者或食管附近消化道肿瘤患者也是高危人群，应定期检查，预防肿瘤复发或转移。

Q13

哪些人容易得大肠癌?

大肠癌是一种和日常生活习惯有密切关系的恶性肿瘤,如果我们在平时生活中不注意养成健康的生活习惯,那我们患上大肠癌的概率就会提高。那么哪些人容易患大肠癌呢?

(1)有家族遗传史的人:如果父母或兄弟姐妹当中有人患有胃肠道方面的恶性肿瘤,特别是结肠癌、直肠癌,那就应该提高警惕,需要定期做肠镜等相关检查。到了40岁后,更应该每年做一次检查,如发现异常,务必尽早进行治疗。

(2)中老年人:近年来,大肠癌在40岁以上人群中的发病率有所上升,在50岁以上人群中的发病率显著升高,其发病率随年龄的增大而增高,因此中老年人应注意加强对大肠癌的防范,定期做相关检查。

（3）饮食习惯不佳的人：高蛋白、高热量、高脂肪食物容易诱发大肠癌。另外，喜欢吃肉，不喜欢吃蔬菜的人群也属于大肠癌的高危人群。

（4）有吸烟、饮酒等不良嗜好的人：研究表明，相比于不吸烟人群，吸烟人群患上大肠癌的风险会更高一些。饮酒也是如此，世界卫生组织早已把酒精列为一级致癌物，过量饮酒会大大提高患大肠癌的风险。

除了以上4类人群外，有结肠息肉病史的人群和长期炎症性肠病患者也属于大肠癌的高发人群。此类人群也应该提高警惕，到了一定的年龄，应定期到医院检查，如有胃肠道方面的不适，更应尽早就诊。

Q14
哪些人容易得乳腺癌?

乳腺癌是目前女性人群中发病率最高的恶性肿瘤,严重威胁着广大女性的健康和生命。乳腺癌的发病年龄一般在25岁以后,50~55岁为发病的高峰年龄,75岁之后,乳腺癌发病率显著下降。那哪些因素与乳腺癌的发生相关呢?

(1)有家族遗传倾向者:据统计,约有10%的乳腺癌具有家族聚集性,家族中有人患过乳腺癌,尤其是生母或者同胞姐妹患有乳腺癌者,其患乳腺癌的危险性比无家族史的人要高1.7倍。

(2)雌激素变化的影响:雌激素在乳腺癌的发生、发展中起着十分重要的作用,经常服用含雌激素较多的保健品或食物,或使用含雌激素的化妆品会增加患乳腺癌的风险。女性初潮早或绝经期晚也会增加患乳腺癌的风险。初产年龄大、生育后不哺乳或哺乳时间较短的女性患乳腺癌的风险也会增加。

（3）饮食不节，长期饮酒、吸烟：饮食不作节制容易导致肥胖，而肥胖与女性绝经后乳腺癌的发生有一定的相关性。另外，长期饮酒、吸烟也是导致乳腺癌的危险因素。

（4）情绪不佳：中医认为乳腺是肝经循行路线，肝气郁结会导致气滞血瘀而生肿块。女性长期处于不良情绪状态下，会导致排卵功能减退，雌激素水平相对增高，可促进肿瘤细胞的生长、扩散。

（5）长期接触放射线：此类人群也要警惕肿瘤的发生。

有以上情况的人应提高警惕，定期体检。当然，高危人群不等于恶性肿瘤患者，即便有危险因素存在，我们也应积极、乐观对待。

Q15
肿瘤患者的家属应注意哪些问题?

得了恶性肿瘤,不仅对患者本人是个重大的打击,而且给患者家属带来了很大的压力,所有人都会为患者紧张担心,平时和谐的家庭气氛也会随之发生重大变化。家属在患者治疗、康复过程中扮演着非常重要的角色,那面对亲人罹患肿瘤这一突然变化,家属应该注意什么呢?

(1)家属也要调整好自己的心态,不仅仅要安排好患者的治疗,也要安排好自己的工作等事务。同时,在患者面前不要表现得过度紧张,要对治疗有信心。另外也要注意自己的身体健康,身心疲惫时抵抗力下降,会导致疾病的发生。

(2)在调整好自己心态的同时,也要给予患者精神上的支持,增强患者信心,使其积极配合治疗。

对于恶性肿瘤这类疾病，精神所起的作用有时候是不可估量的。有家人的支持，患者才会有战胜病魔的精神动力，会更加配合治疗。

（3）家属应与主管医生多沟通交流，及时了解治疗过程中的注意事项，避免走弯路。多观察患者的状态和病情，给医生提供更多、更翔实的信息，提高医患沟通效率。

Q16
肿瘤会不会遗传？

肿瘤是由多种因素导致的，肿瘤的发生与外界环境、生活饮食习惯、遗传因素相关。总的来讲，肿瘤大多数是散发的。某些发病率较低的特殊肿瘤，如视网膜母细胞瘤、肾上腺皮质恶性肿瘤等，其发病因素中遗传因素所占的比重会比一般常见的肿瘤高。

对于具有家族聚集倾向的肿瘤，遗传因素在肿瘤的所有发病因素中也占有较大比重。有些肿瘤在同一家族中会有多个患者，如家族中有近亲患过乳腺癌的人，其患乳腺癌的风险也会增加；家族性腺瘤性息肉病患者患结直肠癌的概率较高。

肿瘤的遗传性并非指肿瘤由亲代直接遗传给子代，遗传的可能是某种致癌的基因，从而使携带该基因的人更易患上某种肿瘤。同一家族的人有相同的基因，更易出现相同的疾病。因此，一般具有某一肿瘤家族史的人比普通人更可能得这种肿瘤，建议此类人群多做体检，争取早发现、早治疗。

Q17

肿瘤会不会传染?

生活中有很多疾病会传染,大到突然而来的新型冠状病毒肺炎,小到感冒,那肿瘤会传染吗?答案是否定的。

临床上确实会碰到兄弟、姐妹、夫妻或子女同时患同种肿瘤的情况,但这并不代表肿瘤具有传染性。肿瘤是由多种因素共同导致的疾病,虽然某些肿瘤具有家族聚集性,但这主要与肿瘤倾向性及共同的致癌因素有关。

如家庭中男主人长期吸烟,后被确诊为肺癌,两年后妻子也被确诊为肺癌,这是因为妻子长期暴露在室内的"二手烟"中,再加上厨房油烟等其他因素共同作用,并非由传染所致。

又如兄弟三人中因母亲有乙肝而均患有乙肝,

又先后都得了肝癌。其实在这个过程中，传染的不是肝癌，而是乙肝病毒，再加上四个人共同的不良生活、饮食习惯，最终导致所有人患上肝癌。

同样，胃癌也不会传染，但是与胃癌有一定相关性的幽门螺杆菌会传染，并且可能最终导致了胃癌的发生。

预防肿瘤，我们要注意这些问题

第二篇

Q18
哪些不良生活习惯会导致恶性肿瘤?

部分恶性肿瘤的发生是可以预防的,其发生是机体的内在因素与外界的暴露因素长期相互作用的结果。身体是父母给的,我们改变不了,但是很多与恶性肿瘤相关的不良生活习惯是可以避免的。下面介绍几种相关的不良生活习惯:

(1)过度吸烟:吸烟者比不吸烟者的患癌风险要高7~11倍。肺癌、喉癌、食管癌等的发生与吸烟密切相关。吸烟还与口腔癌、咽癌、鼻腔癌、鼻旁窦癌、胃癌、膀胱癌、肝癌、宫颈癌、肾癌、肾盂癌、输尿管癌、白血病、结直肠癌、胰腺癌等有一定的相关性。

(2)过量饮酒:无论是含酒精的饮料,还是啤酒、葡萄酒或白酒,随着摄入量的增加,饮酒者患口腔癌、食管癌和肝癌的风险均会显著升高。

（3）摄糖过量导致的肥胖：含糖饮料提供了能量，却极易让人在不知不觉中喝多，导致肥胖。世界卫生组织国际癌症研究机构相关研究发现，肥胖会增加13种恶性肿瘤的发病风险，体重指数越大，患恶性肿瘤的风险越大。结肠癌、食管癌、肾癌、子宫癌、乳腺癌、胃癌、肝癌、胆囊癌、卵巢癌、胰腺癌、脑膜瘤、甲状腺癌、多发性骨髓瘤等都与肥胖有一定的相关性。也就是说，控制糖分摄入不仅仅是为了减轻体重，在某种程度上也是在减少肿瘤的发生风险。

（4）新鲜水果和蔬菜食用过少：新鲜水果和蔬菜中含有大量维生素C，具有抗氧化作用，能提高免疫力，并有解毒、抗癌的功能。因此，最好红、绿、黄、紫等不同颜色的蔬菜、水果均有摄入。当然，过量食用水果，糖分吸收过多会导致肥胖，同样也会导致患癌风险的增加，所以要适量补充。

（5）嗜吃红肉：研究表明，过多摄入红肉，特别是经过加工的红肉，如香肠、培根、熏肉、腌肉等，会增加患肠道疾病的风险，也会增加患癌风险，特别是患结肠癌的风险。

（6）锻炼过少：久坐会增加患某些肿瘤的风险。研究表明，进行规律的、持续的身体活动能预防某些恶性肿瘤，如结肠癌等的发生。

（7）食盐过多：饮食过咸不仅会导致高血压，也会增加胃癌的发生率。

（8）饮食过烫：饮食过烫容易灼伤食管黏膜，从而导致患食管癌的风险增加。

Q19
在日常生活中应注意哪些问题?

身体是革命的本钱。肿瘤的高发生率和高死亡率给我们的生活带来了巨大的威胁，减少肿瘤给我们带来的危害，应从预防做起。正常细胞在致癌因素作用下转变成癌细胞的时间并不短暂，有些长达10年之久。如果我们在日常生活中做好预防工作，就可以减少一部分肿瘤的发生概率。而且，很多肿瘤在早期发现时是可以治愈的。那么如何能做到有效预防呢?

（1）定期体检：随着生活水平的提高，人们的健康意识逐渐加强，自觉进行体检的人逐渐增多，但在农村或经济收入较低的地区，一部分人还未意识到体检的重要性。还有很多患者即使出现了症状也畏惧检查，尤其是胃肠镜这类要求先吃药的检查。

另外，有一些情况会掩盖症状，使得患者没有及时发现问题。事实上，有一些范围较小的恶性肿瘤，比如很小的肝癌，如果在体检中及时发现，只需要射频治疗就可以根治。还有肺癌，如果能在早期体检中发现并进行手术切除，治愈率也高达90%。另外，体检能掌握一些癌前病变的发展趋势，从而做到早发现、早治疗，在预防肿瘤中具有很重要的意义。

（2）戒烟，远离二手烟：烟草中有多种有害物质，严重危害吸烟者健康，而二手烟对妇女、儿童等的危害更大。在肺癌等的预防中，戒烟是重中之重！吸烟还跟其他很多恶性肿瘤有关，相关内容见第30页，不再多述。

（3）改变不良饮食习惯：饮酒要适量，要愉快地喝、慢慢喝，不能同时抽烟、吃药，不能喝到深夜，一天最多喝1次。要经常查肝功能，酒后应多喝水以促进酒精的排出。吃富含蛋白质的食物，减少红肉的摄入量，多吃鱼肉，同时也要控制糖的摄入，积极控制体重。多吃五谷杂粮，做到营养均衡。

（4）多运动：越是辛苦忙碌越是要运动，可以选择快走或游泳，也可以打太极拳、五禽戏等。

积极改变不良生活习惯、定期体检不仅对肿瘤预防具有积极作用，还能预防多种慢性病，如糖尿病、高血压等。积极预防不仅能降低自身的患病率，提高生活质量，而且能减少家庭负担，何乐而不为呢？

Q20
出现哪些症状时，需要警惕恶性肿瘤？

不同类型的恶性肿瘤在症状上有不同表现，但也有一些相似的症状。正常细胞转变成肿瘤细胞需要一段很长的时间，了解恶性肿瘤早期出现的一些信号能帮助我们尽早发现疾病，有利于及时治疗。

（1）疲乏感：如果长时间有不明原因的乏力感，休息后也无明显缓解，须警惕是癌因性疲乏。

（2）体重明显下降：短时间内非节食、运动造成的体重大幅度降低，须警惕恶性肿瘤的发生。引起消瘦的原因一般分为摄入不足和消耗过多两种，恶性肿瘤是消耗性疾病，可导致食欲降低、进食减少、营养吸收障碍等，造成患者体重下降。如果排除了能导致摄入不足的其他疾病，如胃溃疡、慢性胃炎、结肠炎等，须考虑恶性肿瘤引起的体重下降。

（3）新出现的肿块或长期不愈合的溃疡：肿块是很多恶性肿瘤早期的一个信号。如用手摸到乳房出现无痛而固定的肿块，体表或身体的深部出现一定的肿块（如淋巴结肿大等），均须警惕恶性肿瘤。另外，体表或口腔去除刺激因素后仍存在长期不愈的溃疡等，也应警惕恶性肿瘤。

（4）疼痛：疼痛虽然是一种痛苦的感受，但根据疼痛的部位可以分析哪里出了问题，从而找出病因。肿瘤早期往往疼痛较轻，如果疼痛呈持续性、在夜间明显加重、药物治疗后不见好转或仍易反复，须警惕恶性肿瘤。如果是部位较固定的长期隐痛，那也要提高警惕。

（5）出血：肿瘤在未出现明显症状时，可能就存在少量的出血，如痰中带血、鼻涕中带血、大便隐血、尿隐血等，需要提高警惕。

（6）功能性改变：例如排便习惯及大便性状的

改变，突然声音嘶哑或发音困难等。

（7）分泌物异常：乳腺在非哺乳期一般不会分泌物质，如果乳头突然溢出血性液体，常提示乳腺癌可能。女性在妇科就诊时常因阴道血性、脓性分泌物或接触性阴道出血而被怀疑患有宫颈癌。因此，女性如果在停经后又突然阴道出血，应提高警惕。

综上所述，恶性肿瘤病情复杂、表现各异，如果某一症状长时间存在，经一般处理后未见缓解或者持续加重，建议及时到医院就诊以明确病因并进行规范治疗，切勿拖延，避免小病拖成大病。随着年龄的增长，我们罹患肿瘤的风险也在增加，因此我们平时应多观察自己出现的症状，警惕恶性肿瘤的发生。

Q21
健康教育在肿瘤防治中的作用有哪些?

随着我国综合国力的提升，国家把人民的健康放在了更加重要的位置，制定了"健康中国2030"规划纲要，提出"实现国民健康长寿是国家富强、民族振兴的重要标志，也是全国各族人民的共同愿望"。规划提出要加强健康教育，提高全民健康素养，塑造自主自律的健康行为。在临床工作中，我也曾碰到一些患者，对肿瘤缺乏正确认知，因某些长期不良的饮食、生活习惯而得了肿瘤，对此我感到特别惋惜。有一位40多岁的女性患者，因右侧肋骨疼痛就医，最后被确诊为肺恶性肿瘤多处转移。问诊时发现她家厨房没有排出油烟的设备，而长期吸入油烟与肿瘤的发病是有密切关系的，这让我切身体会到了健康教育的重要性。

通过健康教育，可以让普通群众了解肿瘤的流行情况、病因、预防、症状、自我检查方法、诊断与治疗等，使广大群众对肿瘤有正确认识，能提高警惕；可以用科学理论和具体事实说明许多恶性肿瘤是可以预防、可以治愈的；可以积极动员群众养成良好的生活习惯，包括合理膳食、控烟限酒、促进心理健康等。健康教育的重点内容是要宣传肿瘤的早期症状和体征，引发人们的关注；要教育群众自觉地参加预防性检查，做到早期发现、早期诊断、早期治疗；要让人们知道"恶性肿瘤是可以治愈的，关键在于早"。

Q22

防癌体检和恶性肿瘤初筛普查的意义是什么?

恶性肿瘤的死亡率之所以如此之高，是因为很多患者在确诊时病情已经到了中晚期，虽然目前治疗恶性肿瘤的手段越来越丰富，但是总体的有效率仍不容乐观。

对抗恶性肿瘤最有效的手段还是早发现、早诊断、早治疗。如何能做到这三个"早"呢? 平时的体检尤为重要，特别是一些针对恶性肿瘤的体检。随着国家对人民健康的重视，目前医院已有一些针对性的恶性肿瘤初筛普查，如肺癌筛查、女性的两癌（乳腺癌、宫颈癌）筛查等。

防癌体检的优势在于经过健康体检和普查，体检者不但能知道自己的身体状况，还可以尽早发现一些发病率和死亡率极高的肿瘤以及一些可能会发展成恶性肿瘤的癌前病变。在体检发现癌前病变后，通过干预导致癌前病变的不良习惯以及积极治疗，完全可避免恶变的发生。

防癌体检比常规的体检多了一些相应部位的针对性检查，如肺癌的高危人群，可以加做胸部CT；长期消化道不适者，可以加做胃、肠镜检查。另外，平时也要注意身体的小变化，如果一些特殊症状持续不缓解，也要提高警惕。随着年龄的增大，发生恶性肿瘤的风险也相应增加，所以建议40岁以上人群定期去医院做特定的防癌检查。但也不要因为害怕得恶性肿瘤而过度紧张，盲目多疑、多虑，如果有不适症状，应该寻求专业医生的帮助，避免焦虑情绪的发生。

Q23
粪便DNA检查有何作用?

近年来，随着人民生活水平的不断提高，我国居民的饮食结构发生了很大变化。与此同时，我国结直肠癌的发病率也呈现逐年升高趋势，在常见肿瘤的发病率中位列第四位。结直肠癌的生存率跟分期有很大的关系，早期结直肠癌患者五年生存率达90%以上，但如果是晚期结直肠癌患者且已经发生肝转移、肺转移，则五年生存率只有10%左右。所以，早期发现病变对提高患者生存率有很大影响。对普通人群进行肠镜筛查可以提高腺瘤性息肉和早期腺癌的诊断率，再经结肠镜下息肉切除或手术切除，能有效降低结直肠癌的发病率和死亡率。

粪便DNA检测是近年来兴起的一种非侵入性的大肠癌筛查技术，在筛查肠道肿瘤方面具有天然优势。正常成人每天都会有上皮细胞脱落至肠腔并随粪便排出体外，而结直肠肿瘤细胞由于异常增殖，细胞与细胞或细胞与基底膜的黏附性降低，比正常上皮细胞更易脱落。所以，肠道肿瘤患者的粪便中会含有大量的从肠道肿瘤表面脱落的携带了肠道肿瘤病变信息的细胞和细胞成分，这些信息可以通过特殊的检测手段检出。粪便DNA检测就是其中的一种，其具有较高的敏感性和特异性，且不需要特殊肠道准备。

Q24
肠息肉会癌变吗?

大多数肠道恶性肿瘤是由息肉演变过来的，但是并非所有的息肉都会转变成恶性肿瘤。息肉发展成恶性肿瘤通常需要5～10年的时间。大多数息肉起病隐匿，平时可无任何症状，即使出现某些消化道症状如腹胀、腹泻、便秘等，也较轻微和不典型，往往被人忽视。随着息肉的增大，患者可出现排便习惯改变、排便次数增多、便中带有黏液或黏液血便等肠道症状，偶有腹痛等不适。

肠息肉可分为增生性息肉、炎症性息肉、腺瘤性息肉、绒毛膜性息肉和混合状腺瘤。一般增生性息肉和炎症性息肉癌变的风险较低，腺瘤性息肉和绒毛膜性息肉恶变率相对较高，且恶变的时间比较早。此外，腺瘤性息肉和绒毛膜性息肉在体积很小的情况下，就有可能发生恶变。

如果在临床肠镜检查中发现息肉，我们不能置之不理，任其发展，尤其是在发现腺瘤性息肉和绒毛膜性息肉时，不论息肉大小，一律应早期切除。另外，并不是切除了肠息肉就能高枕无忧了，一定要定期复查肠镜，以防复发。

Q25
常见肿瘤标志物的临床意义是什么？

肿瘤标志物检测作为辅助诊断方法，在肿瘤的鉴别诊断、疗效观察、预后判断及复发、转移的监测方面有一定的价值和意义。当然，其中一些指标增高，也不代表一定得了恶性肿瘤，因为很多良性病变也会引起指标增高。所以，看到报告单上有向上的箭头时，不必过度紧张。

一般我们在全套的肿瘤标志物检测报告单中会看到以下这些常见项目：

（1）癌胚抗原（CEA）：CEA升高可见于结直肠癌、胰腺癌、乳腺癌、肺癌、卵巢癌、子宫体及子宫颈癌、胃癌、泌尿系统肿瘤等。CEA在其他恶性肿瘤中也有不同程度的升高，其中腺癌的CEA数值常高于其他上皮癌。CEA在监测治疗和预后过程中更有意义，术后CEA水平仍居高不下往往预示着复发的可能。CEA水平也受吸烟行为的影响，吸烟人群CEA水平比非吸烟健康人群高。此外，CEA轻度升高还见于老年人以及某些良性消化道疾病患者，如肠梗阻、胆道梗阻、胰腺炎、肝硬化、肝炎、肺气肿、结肠息肉、溃疡性结肠炎等疾病患者，但这种增高很少超过10ng/ml。

（2）糖类抗原242（CA242）：在消化道恶性肿瘤特别是胰腺癌或结直肠癌中，血清CA242表达升高具有诊断意义。在良性胃肠疾病如胰腺炎、肝炎及肝硬化患者中，CA242水平升高有限。

（3）甲胎蛋白（AFP）：AFP增高主要见于原发性肝细胞癌、生殖细胞肿瘤（畸胎瘤、非精原细胞瘤的睾丸肿瘤等）、睾丸癌、慢性活动性肝炎的急性发作、肝硬化以及妊娠中后期。血中AFP浓度的测定对诊断肝细胞癌及滋养细胞恶性肿瘤有重要的临床价值。

（4）糖类抗原19-9（CA19-9）：CA19-9的特异性和敏感性不是很高，轻微升高（大部分在100U/ml以下）可见于胃肠道及肝、胆、胰的各种良性病变及感染性疾病。若CA19-9水平持续升高，则特别提示胰腺恶性疾病。CA19-9诊断胰腺癌的敏感性可达80%～90%。在胃癌、结直肠癌、肺癌等其他腺癌患者中，CA19-9浓度也会增高，但无早期诊断价值，对早期患者的敏感度仅为30%。

（5）糖类抗原72-4（CA72-4）：CA72-4是一个监测胃癌进程和治疗效果的肿瘤指标。CA72-4在黏液性卵巢癌中也有特殊价值。CA72-4在良性和感染性疾病中很少升高。

（6）糖类抗原15-3（CA15-3）：CA15-3对乳腺癌高度敏感，同时也是监测乳腺癌患者术后情况的指标之一。当CA15-3浓度大于100U/ml时，可认为有转移性病变。CA15-3升高也可见于其他多种腺癌，如肺腺癌、卵巢癌、胰腺癌等。此外，妊娠前3个月的孕妇也可有中等程度的CA15-3升高。

（7）糖类抗原125（CA125）：CA125是监测浆液性卵巢癌病程及治疗效果的重要肿瘤标志物，其水平与肿瘤体积有直接关系。其他如输卵管、子宫内膜及宫颈内膜腺癌患者血清CA125水平也会有所升高。CA125在发生消化道肿瘤、支气管癌、乳腺癌及一些妇科良性肿瘤及附件炎时也可升高；妊娠前3个月的孕妇和多种自身免疫性疾病、肝炎、慢性胰腺炎及肝硬化患者也可有轻度CA125升高。

（8）鳞状上皮细胞癌抗原（SCC）：SCC是鳞状细胞癌的标志，特异性高而敏感性低，常用于监测肺、宫颈、头颈上皮细胞癌的进展。其他鳞状细胞癌，如皮肤癌、食管癌、阴茎癌和肛门癌等亦会引起SCC水平的升高。由于SCC在皮肤表面中层细胞内大量存在，因而采血技术不佳或汗液、唾液等污染可造成假阳性结果。

（9）神经元特异性烯醇化酶（NSE）：NSE是监测小细胞肺癌的敏感指标，也可以作为神经母细胞瘤的敏感性标志物。

（10）铁蛋白（FER）：FER是一种铁结合蛋白，其血清水平直接与体内总铁储量有关。肝癌患者体内存在酸性肿瘤分化铁蛋白，导致血清中FER含量升高。发生淋巴瘤、白血病、结直肠癌、乳腺癌、胰腺癌及肺癌等多种恶性肿瘤时，血清FER水平也会升高。

（11）细胞角蛋白19片段（CYFRA21-1）：CYFRA21-1对于非小细胞肺癌，尤其是肺鳞状细胞癌来说是一个有用的肿瘤标志物。此外，CYFRA21-1还可用于膀胱癌肌肉浸润的监测。

（12）前列腺特异抗原（PSA）：PSA可监测前列

腺癌的病程进展和治疗效果，并可用于监测有前列
腺基础疾病者，以便能早期发现前列腺癌。另外，
发生前列腺肥大以及前列腺炎时，血清PSA水平有
时也会明显升高。90%的前列腺癌患者术后PSA值可
降至正常水平，若术后血清PSA值无明显降低或再
次升高，则提示有残存肿瘤或肿瘤复发、转移。

Q26
肿瘤标志物高就是得了恶性肿瘤吗？

目前，体检项目中肿瘤标志物的检测结果已越来越受到人们的重视，但检测报告中指标的升高也给不了解真相的普通百姓带来了一丝恐慌。那么肿瘤标志物升高，就一定意味着得了恶性肿瘤吗？答案是：并非如此。

肿瘤标志物是指存在于恶性肿瘤细胞或由恶性肿瘤细胞产生的物质，对于那些已经确诊的恶性肿瘤患者来说，肿瘤标志物可以作为了解疾病进展的一种标志。

通常情况下，在疾病早期，应及时筛查肿瘤标志物，若发现数值异常升高，则提示患者体内可能伴有某个系统的恶性肿瘤病灶。

但在很多情况下，肿瘤标志物虽然跟肿瘤有一定的关联，但也不一定是肿瘤所特有的。如甲胎蛋白AFP，其数值急剧升高也见于肝炎等其他情况，并不一定是由恶性肿瘤引起的。另外，如上所述，很多良性疾病及怀孕等生理过程，也会造成某些肿瘤标志物的轻度升高。所以，若发现自己的肿瘤标志物数值升高，千万不要惊慌，医生会结合超声或CT等影像学检查，以及患者的症状、病史等来进行综合判断。

Q27
发现肺结节就意味着得肺癌吗?

随着CT等影像学检查的普及和人们对自我体检的逐渐重视，目前体检发现肺结节的情况越来越多。很多人对此一知半解，在检查报告中看到肺结节这样的结果时常会有恐惧心理，怀疑自己是不是得了肺癌。确实，虽然有部分肺癌患者是因为肺结节的增大而确诊的，但这只占了很小一部分，病理确诊为肺癌的人数仅为筛查总人数的1%～2%。很多肺部非恶性疾病也会表现出肺结节。90%的肺结节是良性的，包括类风湿结节、错构瘤、肉芽肿、动静脉畸形、感染（包括结核和真菌）、淀粉样变等，所以检出肺结节后不必过度恐慌。

肺结节的影像学定义是直径≤30mm的局灶性、类圆形、密度增高的实性或亚实性肺部阴影，可为孤立性或多发性，不伴肺不张、肺门淋巴结肿大和胸腔积液。

肺结节的性质可以从以下几个角度去判断：

（1）大小：直径小于5mm的肺结节为肺微小结节，直径在5～10mm的肺结节为肺小结节，直径超过30mm的肺结节为肿块。通常情况下，肺结节越小则恶性的风险越小。一般对于10mm以上的肺结节就要高度警惕了，需要找专业的胸外科医生诊断。

（2）数量：单个结节称为孤立性结节，2个以上的结节称为多发性结节，多发性结节的恶性风险会比孤立性结节的恶性风险高一些。

（3）密度：根据密度的不同，肺结节可分为实性结节和亚实性结节。实性结节是一个密度比较高的实性病灶，其病变密度可以掩盖通行的血管和支气管影。亚实性结节包括磨玻璃结节和部分实性磨玻璃结节（实性密度和磨玻璃密度均有的混杂性结节）。纯磨玻璃结节术后病理显示原位癌或不典型增生的可能性大，部分实性磨玻璃结节可能会是一些浸润性癌，恶性程度相对要高一些。恶性风险大小排序为：部分实性磨玻璃结节＞磨玻璃结节＞实性结节。

（4）形状：看有无分叶、胸膜牵拉、毛刺，是否含细支气管充气征和小泡征、偏心厚壁空洞等，形状越古怪的，恶性风险相对越大，边界越清晰的恶性风险越小。

对于生长速度较快、形状特殊、体积较大、位置特别（右肺上叶部位）的肺结节，需要警惕其恶变的可能，争取及时处理。对于常见的良性结节，只要遵照医嘱定期随访即可。

Q28
发现乳腺结节了怎么办？

目前，我国乳腺癌的发病率逐年增高，在体检中发现乳腺结节的情况也越来越普遍。有的人在发现乳腺结节后会非常焦虑，以为离乳腺癌不远了。其实大部分乳腺结节是良性病变，只有一小部分为恶性。那发现乳腺结节后该怎么办呢？

乳腺结节可分为囊性结节和实性结节。囊性结节一般来说都是良性的，并不用太担心，患者只要定期接受检查即可。实性结节则需要区分是良性结节还是恶变的结节。良性的实性结节包括乳头状瘤、纤维瘤等，如考虑恶变可能，则需听从专业医生建议做进一步检查，包括乳腺的超声、钼靶、磁共振，或者经穿刺或手术最终通过病理学检查明确诊断。良性结节如果比较大，可以考虑手术切除。恶性结

节即早期的乳腺癌，需要进行手术切除，术后根据
病理诊断情况，可能还需进行综合治疗，如放疗、
化疗、内分泌治疗、靶向治疗、中医药治疗等。

Q29
乳腺结节的分级代表什么？

对于乳腺结节，超声检查对其诊断具有重要意义。很多患者在拿到乳腺超声报告后看到有3级、4级乳腺结节，会担心自己得乳腺癌，其实很多时候这都是过度担心。目前的乳腺超声报告通常采用BI-RADS分级，将乳腺结节分为以下6级：

（1）1级：正常的乳腺组织，未发现异常。

（2）2级：乳腺良性结节，基本可排除恶变可能，建议定期复查（每年一次）。

（3）3级：良性的可能性较大，恶变可能性小于2%，建议短期随访（3～6个月复查一次），如连续2～3年稳定，可改为2级。

（4）4级：分为4a、4b、4c三类，分别有3%～8%、9%～50%、50%～85%的恶性可能，需要进行活检以明确诊断。

（5）5级：高度怀疑为恶性病变。

（6）6级：经病理检查已确诊为恶性肿瘤。

在乳腺超声报告中会出现回声、血流信号、边界清楚与否、钙化等术语。一般无回声提示里面是液性物质，如囊肿；低回声说明实性结节可能性大。结节内未见血流信号提示良性居多，如见有血流信号，则需要进一步检查以排除恶变可能。细小、散在的钙化灶一般是良性的钙化。

Q30
什么是癌前病变?

　　癌前病变不是癌症,但是不加干预,任其发展则可能变成癌症。癌前病变包括慢性萎缩性胃炎、宫颈糜烂、黏膜白斑、结直肠的多发性腺瘤性息肉、某些良性肿瘤等。当然,大多数癌前病变不会演变成癌症,仅其中部分可能演变成癌症。所以,碰到这类疾病不必过于惊慌,应及时就诊,评估癌症风险,如有必要,及时治疗或者进行手术处理,切莫长期因癌前病变而焦虑不安。中医认为情绪不佳会导致肝气郁结,久之则会气滞血瘀,反而会加快原有基础疾病的癌变进程。

Q31
传统中医学在肿瘤预防上有哪些优势?

传统中医学对肿瘤的预防有非常重要的作用，且在肿瘤预防方面具有独特优势。中医学讲究"以人为本"的整体观，其核心是调整阴阳，辨证施治。恶性肿瘤的发生是一个逐渐演进的漫长过程，包括了基因的变异，肿瘤的启动、促进，DNA的损伤、修复，癌前病变的发生，原位癌的发展，以及从原位癌发展成具有浸润或转移能力的进展期癌的全部过程，通常需要10年以上的时间，这为中医发挥其"治未病"优势提供了充分的条件。遵循中医的养生理念，通过情志的调畅以及汤药的调理，可以达到预防肿瘤的效果。

得了肿瘤怎么办

第三篇

Q32
得了肿瘤后总的应对原则是什么?

根据病理性质的不同,肿瘤可分为良性肿瘤和恶性肿瘤。近年来,随着医学技术的进一步发展与完善,肿瘤的治疗不再只是单一的手术治疗或者放、化疗,而是多种治疗手段相结合的综合诊疗。

但对于恶性肿瘤的早期治疗,临床仍然推崇"能手术切除则尽早手术"的原则。手术治疗后可以根据肿瘤的组织学病理结果、基因学分型等决定是否配合其他抗肿瘤治疗手段。

对于较大的良性肿瘤,可以手术切除,有些比较小的常无须治疗,只要遵医嘱随访即可。对于恶性肿瘤,只要早发现、早治疗,效果也比较好。部分肿瘤使用多种微创诊疗方法,也可以获得满意的治疗效果。

因此，如果得了肿瘤，千万不要过于慌张，应先了解肿瘤的性质，再根据病情选择合适的治疗方案。

Q33
现代医学有哪些治疗肿瘤的方法?

目前治疗肿瘤的手段已经越来越多,靶向药物治疗、免疫治疗、细胞治疗等新兴治疗方式更是给肿瘤患者带来了新的希望。但新疗法并不是对所有患者都有效,其临床应用存在一定局限性,且大多费用昂贵。所以对我国大多数患者来说,治疗主要还是依赖传统的治疗手段,即手术、化疗和放疗。在此基础上,可根据肿瘤的病理、基因分型及个人实际情况,选择针对性的治疗方式。

按治疗部位来分,肿瘤治疗可分为局部治疗和全身治疗两类。

◎局部治疗手段

(1)外科治疗(手术):这是一种根治性治疗方

法，可有效缓解症状，改善患者生存质量。对于一部分早期肿瘤，手术可以达到康复或者重建的效果。手术治疗是对肿瘤局部予以切除的方法，但恶性肿瘤的浸润性生长及播散问题常使手术无法切尽全部肿瘤细胞，这是恶性肿瘤容易复发的主要原因。

（2）放射治疗（放疗）：近年来，随着医学技术的进步和发展，放疗的临床应用越来越广泛，已成为肿瘤治疗的重要手段之一。放疗是一种利用高能量射线杀死肿瘤细胞的局部治疗方法，这种治疗只会影响肿瘤及其周围部位，不会影响全身。但放疗对肿瘤局部的攻击仍然会造成周围正常细胞的损伤，从而带来一定的副作用。另外，放疗的作用还有一定的局限性，单靠放疗并不能很好地解决肿瘤转移的问题。

（3）介入治疗：介入治疗采用微创方式，是一种新兴治疗方法，具有痛苦轻、恢复快等优点，已经成为一种针对肝癌的成熟的姑息性治疗措施。

◎ 全身治疗手段

（1）化学治疗（化疗）：化疗是一种非常重要的治疗恶性肿瘤的方法。化疗通常应用一些化学药物，通过口服或者静脉注射等方式作用于人体，从而达到治疗肿瘤的目的。随着化疗药物种类的增多，化疗在治疗恶性肿瘤方面所发挥的作用也越来越重要。对于某些恶性肿瘤，如白血病、淋巴瘤等，化疗是最主要的治疗手段。

尽管化疗在提高肿瘤患者的生存率方面起到了很大作用，但是对于大多数实体肿瘤，单纯化疗的效果是远远不够的，仍需要联合其他治疗手段，以进一步提高疗效。

（2）内分泌治疗：内分泌治疗也称为激素治疗，目前已成为肿瘤综合治疗的一种很重要的方式。但内分泌治疗并不适用于所有肿瘤，它仅适用于与内分泌有关的一些肿瘤，如甲状腺癌、乳腺癌及前列腺癌等。

（3）靶向治疗：靶向治疗是一种针对肿瘤组织某些特异靶点进行治疗的新兴方式。随着基因检测技术的发展及靶向药物的不断开发，靶向治疗已逐渐成为肿瘤治疗的重要手段。靶向药物应用于特定基因型的肿瘤患者可取得较好疗效，但存在耐药性问题。

（4）生物治疗：生物治疗是一种应用现代生物技术及其产品进行肿瘤防治的新兴治疗方法，其主要目的是杀灭手术、放疗、化疗难以解决的残存肿瘤细胞，特点是特异性比较强、副作用比较少、容易被患者所接受，但费用比较昂贵。

（5）姑息治疗：对于一些晚期的，尤其是伴有多发转移的肿瘤患者，可以采用姑息治疗的方法来控制症状，提高其对放、化疗的耐受性，从而改善患者的生存质量，延长患者的生存时间。

Q34
什么是化疗?

化疗是化学治疗的简称,是应用化学药物治疗肿瘤的一种方法。临床常用的化疗药物有几十种,大部分恶性肿瘤患者需要联合使用两种或两种以上的化疗药物,以获得1+1>2的治疗效果。对于不同的恶性肿瘤,使用的化疗药物组合是不同的,这需要临床医生根据患者的病情制订相应的治疗方案。化疗药物的作用是杀死快速分裂的细胞,具有不错的治疗效果。但是,在杀灭肿瘤细胞的同时,化疗药物也会无差别攻击机体的正常细胞,特别是生长比较旺盛的骨髓细胞、胃肠道表皮细胞等,因此会造成一定程度的不良反应,比较常见的是胃肠道反应,如食欲不振、恶心、呕吐等。

Q35
什么是放疗？

肿瘤放射治疗简称放疗，是一种利用放射线治疗恶性肿瘤的局部治疗方法。放疗一般采用X射线精准杀伤肿瘤细胞。大约70%的恶性肿瘤患者在治疗过程中需要用到放疗，约有40%的恶性肿瘤可以用放疗根治。随着放疗技术的不断发展和进步，其在肿瘤治疗中的地位变得越来越重要，目前已成为治疗恶性肿瘤的主要手段之一。

放疗的疗效取决于放射敏感性，不同组织器官以及肿瘤组织对于放疗的反应程度各不相同。放射敏感性与肿瘤细胞的增殖周期和病理分级有关，即增殖越活跃的细胞对于放疗的敏感性越高，分化程度越高的细胞对于放疗的敏感性越低。除此之外，肿瘤细胞的氧含量可以直接影响放射敏感性，例如，早期肿瘤由于体积小、血运好、乏氧细胞①少而对放疗的敏感性高，用放射线治疗疗效较好；晚期肿瘤由于体积大、瘤内血运差甚至存在坏死而对放疗的敏感性低，用放射线治疗疗效较差。保持照射部位清洁，预防感染、坏死，对于提高放疗敏感性非常重要。

①乏氧细胞：氧供给量不能充分满足的细胞，对辐射敏感性低，几乎所有的实体瘤中均存在乏氧细胞。

Q36
什么是免疫治疗?

肿瘤免疫治疗是一种通过增强免疫细胞的功能来消除恶性肿瘤的治疗方式。在人体的免疫系统中,有这样一类细胞,它们的职责就是监督和杀伤体内出现的异常细胞。肿瘤细胞作为一种异常细胞,它可以不停地分裂生长、无限增殖,通过抑制人体的免疫系统而逃脱机体对肿瘤的免疫监视。肿瘤细胞和免疫系统的斗争经历了免疫清除、免疫平衡、免疫逃逸的不断升级过程,最终形成了恶性肿瘤。

免疫治疗就是应用免疫学原理和方法,通过激活体内免疫细胞及增强机体抗肿瘤免疫应答,特异性清除肿瘤微小残留、抑制肿瘤生长、打破免疫耐受的治疗方法。

免疫治疗是一种不同于传统治疗的方法。手术、放疗、化疗等治疗的目标多是直接攻击肿瘤细胞或肿瘤组织，而免疫治疗的靶标，是人体自身的免疫系统。免疫药物本身不能直接杀伤肿瘤细胞，其通过激活针对肿瘤细胞的免疫系统来吞噬、抵御、灭活肿瘤细胞和肿瘤组织，这与中医学常用的扶正祛邪的方法有异曲同工之妙。

目前上市的免疫药物多为免疫检查点抑制剂，它们通过去除肿瘤细胞对免疫系统的抑制而重新开启人体自身的免疫系统，对部分肿瘤有较好的治疗效果。

Q37
什么是靶向治疗?

靶向治疗是一种在细胞分子水平上应用分子靶向药物精准地进行抗肿瘤治疗的治疗方式,是抗肿瘤治疗的主要手段之一。

靶向治疗针对已经明确的致癌位点设计相应的药物,使其能够针对特定的癌靶标进行攻击。在选择性杀伤肿瘤细胞的同时,靶向药物并不会对靶标周围的正常组织细胞造成较大的损害。根据靶向药物作用机制的不同,靶向治疗可以分为抗肿瘤血管生成的靶向治疗和抗肿瘤细胞的靶向治疗。

Q38
什么是介入治疗？

肿瘤介入治疗是指在特殊影像设备的定位和引导下，结合化疗、动脉栓塞、消融技术、激光等肿瘤治疗方法，针对肿瘤局部进行的较为准确的治疗方法。

肿瘤介入治疗的方法有很多，目前分为血管内介入治疗和非血管介入治疗两大类。血管内介入治疗主要采用的是导管技术，将导管输送到血管内，进行局部化疗药物灌注，提高肿瘤局部药物浓度，达到增强化疗效果、减轻副作用的目的；还可进行局部的栓塞治疗，阻断肿瘤血管的供血，达到"饿死肿瘤"的目的。非血管介入治疗是指在影像学辅助下采用穿刺技术或其他诊疗方法如消融技术等，对肿瘤实施治疗。

不论是血管内介入还是非血管介入，都是采用穿刺或者输送的方法，直接解决肿瘤的局部问题，从而达到治疗肿瘤的目的。

Q39

恶性肿瘤在早期检查出来就能完全治愈吗?

对于恶性肿瘤,大家都希望它可以像一般疾病一样能百分之百地治愈。但是很遗憾,恶性肿瘤并不能像感冒、肠胃炎等由病原体引起的疾病一样,只要把病毒、细菌等清除了,就可以治愈。恶性肿瘤之所以"难搞",首要的原因就是它是一种内源性疾病。到目前为止,医学界对恶性肿瘤的形成、转移机制的了解仍然不是十分清楚,仍没有有效的手段从细胞层面上完全清除恶性肿瘤。

那早期发现有意义吗? 对于这个问题,答案是肯定的:有,早期发现十分重要。

◎早期发现，则治疗方式多样、手术难度相对低

就治疗手段而言，如果能早点发现肿瘤，那么可选择的治疗方法会比较多，同时手术难度相对较小，肿瘤组织更容易切除，有些情况比如原位癌，甚至可以完全清除。而到了中晚期，多数肿瘤体积较大或已经扩散，此时不仅手术难度高，而且肿瘤组织很难被完全切除，导致很多患者直接失去了长期生存的机会。另外，一些在早期有用的治疗方法，到了晚期之后效果有限，患者也就错失了治疗的最佳时机。

◎早发现，早恢复

众所周知，恶性肿瘤是一种消耗性疾病。恶性肿瘤细胞具有快速生长的特点，会跟人体正常细胞"抢夺"大量的营养物质。随着肿瘤的不断生长和消耗，患者的身体状态也会越来越差，到最后，机体

的自然免疫力、恢复能力都会变得很差。因此,晚期恶性肿瘤患者治疗后的恢复难度增大,肿瘤复发、转移的概率也增大。

Q40
得了肿瘤就一定要化疗吗?

对于这个问题,要具体病情具体分析。良性肿瘤手术后一般是可以痊愈的,不需要进行化疗。而恶性肿瘤也不是全部都要进行化疗的,具体要看肿瘤的部位和肿瘤分期。

恶性肿瘤患者的存活率在过去几十年中有了明显提高,提高的原因来自多个方面。胃癌、肠癌、乳腺癌等主要是由于早期筛查技术的进步以及手术术式的改良和新型药物的使用。有一部分早期恶性肿瘤,只需要经过规范化的手术切除便可以"治愈",那它就不需要进行化疗。

甲状腺恶性肿瘤患者,除有一小部分需要进行碘-131的治疗外,大部分无需化疗,只需要在手术以后口服左甲状腺素片即可,但需要定期复查甲状腺功能，以此来动态调整药物用量。

　　但对于白血病、睾丸癌、霍奇金淋巴瘤等病的患者来说，化疗至关重要，有时单靠化疗，患者就可以存活超过20年，做到长期带癌生存。

　　所以，不同的恶性肿瘤，在是否需要进行化疗这个问题上是有不同指征的，化疗方案也是不一样的，医生会根据患者的身体状况和病情进行综合评估，患者不应听信民间说法而过度排斥化疗。

Q41
肿瘤患者如何提高自身免疫力?

肿瘤患者想要提高免疫力,需要注意以下两点:

◎保证良好的营养摄入

患者需要保证良好的营养摄入,每日要摄入足够的蛋白质。多食用富含蛋白质的食物不仅有助于身体状态的恢复、免疫力的修复以及体重的维持,同时还有利于避免各种感染及并发症。

◎避免不良心理状态

要避免出现过度焦虑、抑郁等不良心理状态。临床观察发现,患病后处于焦虑不安、紧张恐惧状态或是性格忧郁的患者,预后多不良;而某些不知道病情,或性格乐观开朗、能够怡情自释的患者,往往预后较好。

Q42
中西医结合治疗肿瘤有什么优势?

肿瘤的中西医结合治疗以西医为主、中医为辅,是具有中国特色的肿瘤综合治疗模式。长期的临床实践表明,中西医结合治疗肿瘤是目前治疗肿瘤特别是中晚期恶性肿瘤较好的方案。从短期来看,西医及西药治疗肿瘤效果较好,但它就像一把双刃剑,在延长患者生存时间的同时,也会带来一些明显的副作用,如贫血、厌食、皮炎、身体极度疲劳等。而中医、中药可以明显减轻化疗、靶向治疗等西医疗法的副作用,保护消化系统功能、免疫功能和骨髓造血功能,为下一步治疗提供体能上的支持,为全程治疗保驾护航。

Q43
中西医如何相互配合治疗肿瘤?

对肿瘤患者而言,整体与局部相结合的中西医结合治疗模式是一种非常理想的治疗方式。具体就是在肿瘤治疗初期,采用放、化疗为主,中药为辅的治疗方法,对肿瘤细胞进行"快速打击",然后再用中药长期维持治疗。这样一来,可以充分发挥两种治疗方法的优势,延长肿瘤患者的生存时间,提高肿瘤患者的生存质量,达到肿瘤治疗的远期疗效。

Q44
中医治疗肿瘤的优势是什么？

中医强调整体观念，认为人体是一个有机的整体，人与环境之间有密切的联系。虽然肿瘤一般生长在人体的某一局部，但其与整个机体有密不可分的联系。中医对于肿瘤的诊治注重对患者整体的评估，在重点打击局部肿瘤病灶的基础上主张攻补兼施，以达到最大的治疗效果。

中医治疗肿瘤的优势主要有以下几点：

（1）中医会根据肿瘤患者的自身体质进行个体化治疗，使局部治疗与整体治疗相统一。

（2）中医提倡"治未病"，通过分析肿瘤危险因素来干预高危人群，从而降低高危人群的肿瘤发病率。

（3）中医在基础理论的指导下，从整体出发，辨证论治，通过望、闻、问、切，分析肿瘤的进展和预后。

　　总而言之，中医治疗肿瘤讲究多层次、多环节、多手段，以此来最大限度地提高治疗效果。中医药对于改善肿瘤患者的临床症状、减轻西医治疗引起的毒副反应有显著的效果。

Q45
什么是扶正祛邪抗肿瘤?

中医学认为疾病的发生、发展就是邪正交争的过程。因此,扶助正气、祛除邪气是中医治疗疾病的基本法则。扶正就是运用补益的方法扶助正气,增强体质,提高患者抵御肿瘤细胞侵袭的能力。祛邪就是运用泻实的方法祛除病邪,也就是通过一些能杀灭肿瘤细胞的方法,来消灭肿瘤细胞。肿瘤是一种比较复杂的疾病,临床上往往采用扶正与祛邪并用的治法,以达到更好的疗效。

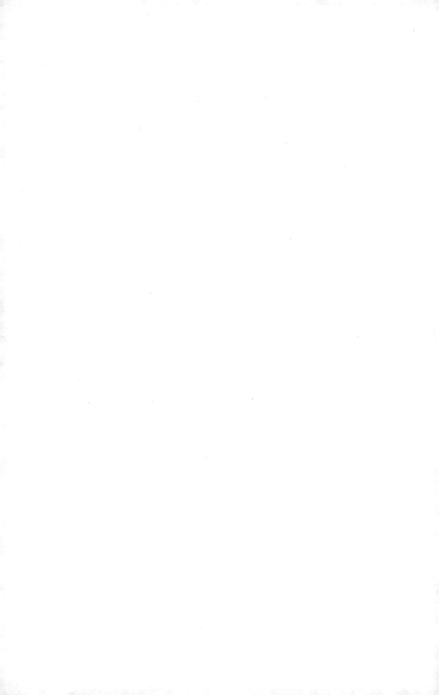

肿瘤中医治疗要注意什么

第四篇

Q46
肿瘤患者手术前后能服用中药吗?

对于恶性肿瘤,临床提倡"能手术根治就尽早手术"的原则。但无论是哪一种手术,都会或多或少地给患者带来身体损伤。从中医的角度来说,手术会耗伤气血,使人体脏腑、阴阳、气血失调,在手术前后适当服用中药,可以提高患者对手术的耐受性,促进术后身体机能的康复。如需在手术前服用中药,一般可以从术前10~15天开始,在手术前1~2天停止。手术以后,患者往往会气血亏虚、气阴两伤,出现脾胃失调、营卫失和的情况,及时应用中药可以促进患者术后机体的康复,并为术后的化疗、放疗等做准备。一般主张,只要患者术后能够开始进食就可以服用中药。

Q47
肿瘤患者术后能长期服用中药吗?

肿瘤患者手术后可以长期口服中药调理,这样既可以提高患者的抗肿瘤能力,又能在一定程度上控制肿瘤细胞的活动,有利于巩固手术疗效,防止肿瘤的复发、转移,促进人体机能的恢复。

大量临床观察证实,按照中医辨证施治原则,采取扶正祛邪相结合的治法,对肿瘤治疗确有显著效果,其在提高患者的生存率、延长患者的生存时间、改善患者生存质量等方面有积极意义。

Q48
肿瘤患者在化疗时能服用中药吗?

在治疗肿瘤的同时,化疗往往会给肿瘤患者带来很多副作用,较常见的有身体衰弱、精神萎靡、免疫功能下降、消化系统不良反应(如口舌生疮、食欲减退、恶心、呕吐、腹泻、便秘)、脱发、骨髓抑制(如贫血及白细胞、血小板的减少)等。对于这些情况,中医主张在化疗期间同时应用一些扶正固本的中药进行调理,这样可适当减轻化疗药物引起的毒副反应,同时也可促进骨髓造血功能,调节机体的气血平衡,提高机体免疫力。

Q49
肿瘤患者在放疗时能服用中药吗?

放疗在杀灭和控制肿瘤组织方面有较好的效果,其缺点是不能进行全身性的治疗,还会引起一系列局部和全身性的副反应,甚至引发后遗症。

在放疗的同时适当服用中药,可以在一定程度上弥补放疗的这些不足。放疗结合中药治疗的优势有以下几点:一是增强肿瘤组织对放射线的敏感性,即所谓的放射增敏作用,增强放疗的效果;二是防治和减轻放疗的副反应,提高患者生存质量;三是巩固放疗后的疗效,防止复发和转移。

Q50
肿瘤患者在靶向治疗时能服用中药吗?

靶向治疗是在细胞分子水平上，针对已经明确的致癌位点进行治疗的方式。药物进入体内后，与特异的致癌位点结合并发挥作用，使肿瘤细胞特异性死亡，而不会波及肿瘤周围的正常组织细胞。所以，分子靶向治疗又被称为"生物导弹"。

尽管靶向治疗比常规的化疗副作用要小一些，但靶向治疗也是有一定的毒副作用的，主要包括皮疹、过敏反应等，有时也会引起比较严重的腹泻。为了减轻这些副作用，可以将靶向治疗与中药相结合。另外，服用中药可以固本培元，增强体质。因此，在靶向治疗的同时，可以辅以中药治疗。

Q51
肿瘤患者在免疫治疗时能服用中药吗?

所谓免疫治疗,就是通过增强自身免疫能力,利用自身的免疫细胞来控制和杀伤肿瘤细胞,这与传统的中医治疗在理念上不谋而合。免疫治疗利用免疫检查点抑制剂重新激活被肿瘤细胞抑制的免疫系统来对抗肿瘤,如果在免疫治疗的同时服用中药,可进一步调节机体的免疫功能,增强体质,提高抗肿瘤疗效。

另外,中医讲求"治未病",即在疾病发生之前,通过药物对自身的调理来防御疾病的发生,从这点来看,免疫治疗与中药治疗是有异曲同工之妙的。

Q52
肿瘤患者的中药该如何煎煮?

中药的煎煮与疗效密切相关,煎煮注意事项如下:

(1)选择合适的煎药器皿,一般选用砂锅、瓦罐。

(2)中药煎煮前要先浸泡30~60分钟,浸泡时间不宜过久。以叶、茎类为主的中药,浸泡30分钟左右;以根茎、种子、果实、矿物、贝壳类为主的中药,浸泡60分钟左右。要保证浸泡水量,一般以水没过中药2~3cm为宜。浸泡中药饮片要使用凉水。

(3)中药一般煎煮两次,第二次煎煮的加水量为第一次的1/3~1/2。两次煎液去渣滓后混合,分两次服用。煎煮的火候和时间,要根据药物性能而定。通常情况下,解表药、清热药等宜武火煎煮,时间宜短,煮沸后煎10~20分钟即可;补养药则须用文火慢煎,时间宜长,煮沸后应继续煎煮30~60分钟。

Q53
肿瘤患者该如何服用中药?

中药汤剂一般每日一剂,分两次服用,采用温服法,即将中药煎煮好后放凉至35～37℃服用。至于是饭前服还是饭后服则主要取决于病变部位和中药性质。

(1)饭后服:一般来说,如果病变在胸膈以上,如眩晕、头疼、目疾、咽痛等,宜饭后服;某些对胃肠道有刺激性的药也应该在饭后服,以减轻对胃肠道的刺激。

(2)饭前服:如果疾病在胸膈以下,如胃、肝、肾等脏器疾患,宜在饭前服用。

(3)空腹服:具有滋补作用的汤药,因其多滋腻碍胃,宜早晨空腹服用。另外,驱虫药、泻下药也宜空腹服用。

（4）睡前服：镇静安神药宜在睡前30分钟至1小时服用，以更好地发挥药效。

（5）不定时服：患急性病、呕吐、惊厥及石淋、咽喉病等且需煎汤代茶饮者，可不定时服用。

Q54
肿瘤患者服用中药时需要忌口吗?

在服用中药时，需要注意饮食禁忌，一般忌辛辣、生冷、油腻、腥膻、有刺激性的食物。根据病情不同，饮食禁忌也有区别，如热性病患者，应忌辛辣、油腻、煎炸性食物；寒性病患者，应忌螃蟹、柿子等寒凉之品及寒性饮料等；疮疡、皮肤病患者，应忌羊肉、狗肉、海鲜类及菌菇类等诱发食物；在服用人参、党参、太子参等参类时，忌萝卜；服用甘草、黄连、桔梗时，忌猪肉；服用地黄、何首乌时，忌葱、蒜、萝卜等。此外，还需忌烟酒，忌暴饮暴食。服药期间忌喝浓茶，以喝白开水为宜，若与西药联用，须错开服用时间。儿童、孕妇、老年人等有特殊用药注意事项的人群，应当遵循医嘱。

Q55
肿瘤患者服用中药时能吃萝卜吗?

萝卜具有顺气化痰的作用,可以用于气滞引起的胃胀和腹胀,但是对于补气类或滋补性的中药,吃萝卜顺气会削减滋补的效果。所以,自古以来,中医就有服用人参等参类药物时忌吃萝卜的说法。

因此,在中药的处方中,只要有参类(人参、党参、太子参)入药,建议不要同时吃萝卜,避免削减原有中药的疗效。

Q56
肿瘤患者可以服用冬虫夏草吗?

肿瘤患者可以服用冬虫夏草。冬虫夏草是一种保健品,它可以增强人体抵抗力,减轻各种药物对人体的毒副作用,提高人体对抗肿瘤药物与治疗手段的耐受力。除此之外,冬虫夏草有时甚至可以增强抗肿瘤药物的治疗效果。总的来说,冬虫夏草能全面调节人体的生理机能,更好更快地促进患者身体的康复。但是对于肿瘤的治疗,冬虫夏草并不能起到根本作用,因此要理性地看待它,不要过度依赖。

Q57
肿瘤患者可以服用灵芝吗?

肿瘤患者可以服用灵芝。众所周知,恶性肿瘤本身就是一种消耗性疾病,而放、化疗等抗肿瘤治疗会引起骨髓抑制、白细胞降低等一系列副反应,从而进一步导致机体免疫能力低下,使患者更容易神疲力乏。因此,加强患者的营养支持,是非常有必要的。

灵芝作为一种保健品,在提高机体免疫力、改善心脑血管症状等方面有很强的作用。同时,灵芝具有抗氧化作用,可以提高机体抗氧化防御系统内超氧化物歧化酶的作用,使机体抗氧化能力增强,更易清除多余的自由基,更好地发挥抗肿瘤作用。

Q58
肿瘤患者可以服用膏方吗?

肿瘤患者可以服用膏方。中医认为正气虚弱是肿瘤形成和发展的根本条件,也是各种肿瘤共同的病理基础,而膏方通过中医辨证论治,运用扶正的方法,根据肿瘤患者的不同病种、不同病期、不同证型,给予一些具有滋补功能的中药进行调理。

对于肿瘤患者,膏方不唯补,调治更重要。用药一定要根据个人不同的辨证情况进行个体化施治,不能一味堆砌各种名贵药材、大补药进行补养,否则有害无益。当然,并不是所有肿瘤患者都可以服用膏方的,有些病情恶化或伴有严重感染的患者,或者出现黄疸、呕吐、腹胀等症状的患者,都不宜服用膏方。

Q59

服用活血化瘀药会加速肿瘤的扩散和转移吗?

在临床治疗中，经常会有很多患者被误导，认为活血化瘀类药，如红花、穿山甲、莪术、三棱等中药会导致肿瘤的扩散和转移。其实，针对这个问题应从两个方面来回答。

一方面，中医的活血化瘀和西医的扩散、转移不是同一个概念，对于一部分肿瘤患者，如果其存在血瘀证，那么就需要活血化瘀、软坚散结。活血化瘀法不但能祛邪消瘤，还可通过配伍治疗瘀血引起的发热、出血等。近几十年来的研究和临床实践证明，只要规范使用，绝大多数活血化瘀药不但不会导致肿瘤的扩散和转移，而且已经成为很多肿瘤的辅助治疗用药。

另一方面，由于目前对中药药理成分及其作用机制的研究还不是很充分、透彻，故肿瘤患者应在医嘱下谨慎使用活血化瘀药，注意剂量，并在服药期间监测血液流变学指标的变化。加大剂量可能不但不能控制肿瘤，而且会增加出血或转移等风险。对于具有出血倾向的肿瘤，如肝癌、胰腺癌和白血病等，更应谨慎使用活血化瘀药。

肿瘤康复期要注意什么

第五篇

Q60
什么是肿瘤康复?

肿瘤康复就是把治疗后保存下来的机体功能充分发挥出来,改善或者消除疾病造成的某些功能障碍,使患者尽可能地恢复到患病前的状态。

肿瘤康复主要包括以下几个方面:

(1)支持性康复:指尽可能地改善患者的身体和心理状况,控制和延缓肿瘤的发展,减轻功能障碍的病变程度。

(2)预防性康复:这是一种在肿瘤治疗前和治疗中采取的治疗方式,目的是尽量避免和减轻对患者精神上的打击,使其配合治疗,预防和减轻肿瘤所致的功能障碍。

(3)恢复性康复:指尽量恢复患者的身体状态,提高其生活质量。

（4）姑息性康复：主要是指在给予患者精神支持、减轻疼痛等症状、预防并发症等方面所采取的治疗方式。

Q61
肿瘤康复的主要方法有哪些？

肿瘤康复对恢复患者因为肿瘤本身和抗肿瘤治疗造成的躯体残缺、生理功能异常、心理障碍等具有很重要的作用。西医疗法包括运动治疗、手法治疗、作业治疗、言语吞咽治疗、水疗、物理治疗等；中医传统疗法包括针灸、按摩、推拿等。个体或团体化的心理治疗、睡眠干预可以减轻患者的焦虑、抑郁等不良情绪，改善患者的睡眠，提高其生活质量。营养康复可以促进患者的食欲，增强其体质，改善晚期肿瘤患者营养不良的症状。运动康复有助于提高患者的免疫功能，改善疲乏、无力等躯体症状。癌痛康复则能够减轻晚期肿瘤患者的痛苦，保证患者的生活质量。

Q62
肿瘤患者有哪些共同的心理特点?

与普通急、慢性疾病患者不同,肿瘤患者往往承受着更大的心理压力。大部分恶性肿瘤患者认为自己患的是不治之症,最终只会人财两空,再加上长期忍受疼痛的折磨,很容易产生一些不良情绪,其共同的心理特点主要如下:

◎恐惧

好多人认为恶性肿瘤是无药可医的绝症,甚至认为恶性肿瘤患者是"被判死刑的人"。大多数恶性肿瘤患者是在毫无准备的情况下被告知患上恶性肿瘤的,所以他们的第一反应往往是震惊,不愿意相信事实,怀疑医生会不会误诊,因此确诊后会出现恐惧、绝望等情绪。

◎焦虑和害怕

恶性肿瘤患者接受了自己患病的事实后，会开始担心自己的病能不能治好、还能活多久、肿瘤细胞是否已经扩散等，甚至会怀疑医生和亲属对自己所讲的病情是一些骗人的、安慰人的话，会害怕自己丧失生活的自理能力，害怕疼痛，害怕无法治愈，嫉妒健康人。因此，恶性肿瘤患者总是会处于一种焦虑不安的状态。

◎绝望和孤独

到了疾病进展期，恶性肿瘤患者常常会感受到生命在缩短的紧迫感，出现对死亡的恐惧。尤其当患者出现疼痛、呼吸困难等症状时，他们的恐惧会变得尤为突出。到了生命终末期，除了对于死亡的恐惧，患者还容易出现孤独感，特别是行动受限、卧床、生活不能自理的患者，会感到失去尊严、人生失去控制，感到自己的存在没有意义。

当恶性肿瘤患者出现上述心理时，家人的陪伴和开导是非常重要的。家人应尽量维护患者的尊严，帮助患者寻找生命的意义。尤其在患者接受手术、化疗或放疗时，家人应积极配合医生做好患者的心理调节工作，这对取得良好的治疗效果是十分有利的。

Q63
到底要不要告诉肿瘤患者实情?

在我国,第一个得知确诊消息的往往不是患者,而是家属。在震惊之余,家属面临的第一个问题就是:到底要不要告诉患者实情?大部分家属会选择隐瞒真实病情,有些人会告诉患者是良性肿瘤,或者干脆说成是其他疾病。家属害怕患者难以承受自己患恶性肿瘤的事实,担心他们会突然崩溃,甚至很快去世。但是,对于患者来说,不知道真实病情真的是最好的选择吗?告诉患者真实病情会导致患者病情突然恶化甚至加快他的死亡吗?

在医疗技术快速发展的今天,带癌生存已经不再是梦想,得了恶性肿瘤,不一定会死亡,越早诊断越有利于治疗。在这种情况下,患者知道得越早,就越能积极配合治疗。同时,患者也能尽快调整心态，以更加坚强的心态去面对肿瘤。另外，在这个信息化的时代，患者只要通过互联网查询药物、治疗手段等，就能获取关于自己疾病的信息。在这种情况下，隐瞒病情就变得毫无意义，只会增加患者和家属的沟通障碍。隐瞒病情还会造成的一个问题，就是患者会误以为自己的病情不要紧，不愿意配合用药或者改变自己的不良生活习惯，并且可能会错过最佳治疗时机。

每个人都有对自己病情的知情权，家属在告诉患者时，一定要遵循"适当告知原则"，也就是在适当的时候，以适当的方式，告诉患者适当的部分。一般建议在接受治疗3～4个月后，告知患者真实病情。但告知患者真实病情，并不是说一定要把病情完全告知，可以适当保留部分病情。比如说，对于一个晚期有转移的恶性肿瘤患者，可以根据患者的承受能力，决定要不要说出已经转移的事实。另外，不建议直截了当地告知患者，应当根据患者当下的情况、承受能力及对自身病情的了解程度等逐步告知实情，也应事先做好预判，以提前应对患者可能出现的情绪反应。

当然，任何事情都没有绝对。如果患者不愿意知道结果，应该尊重；也有些人可能有精神疾病，或者没有独立思考能力（比如儿童），在这些少数情况下，隐瞒病情是可以考虑的。

Q64
中医药在肿瘤康复中能发挥什么作用?

中医药在肿瘤各阶段治疗中所起到的作用是不同的。

◎手术前后

患者在术前服用中药，可增强体质、稳定情绪，有利于手术的顺利进行。而手术后积极联合中医药治疗，不仅可以加速术后的康复，而且也可以防止或减少术后肿瘤细胞的扩散，并为及时进行放、化疗创造条件。

◎放、化疗前后

放、化疗对于许多肿瘤患者来说是不可避免的，但是放、化疗在杀伤肿瘤细胞的同时也会将人体正常的细胞杀死，因此会引起胃肠功能紊乱、骨髓抑制等毒副反应，使患者身体变得非常虚弱，有一部分患者甚至会因为承受不了放、化疗带来的毒副反应，而只能终止治疗。这个时候，肿瘤患者可以服用一些整体调理的中药，不仅可以降低放、化疗带来的毒副反应，而且可以增强放、化疗的疗效，避免或延缓肿瘤的复发、转移。

◎肿瘤晚期

临床上经常发现许多重症肿瘤患者在确诊时，肿瘤细胞已发生了全身转移，这些患者失去了手术时机，甚至已经不具备放疗或化疗的适应证。这时候中医就可以体现它的价值了，特别是对那些正气未衰、体质尚可的患者，可以采用中医疗法，对症治疗，减轻患者痛苦，提高患者生存质量，从而延长其生命。

Q65
肿瘤患者康复期应注意什么问题？

肿瘤患者在康复期应注意以下几点：

◎调畅情志

要积极调整好自身情绪，保持乐观的心理状态。大部分肿瘤患者在得知自己的病情之后会陷入不良心理状态，长期处于消极情绪之中，这不仅不利于疾病的康复，甚至还有可能加重病情。因此，肿瘤患者在康复期一定要注意保持一个乐观、积极的心态来进行治疗。

◎合理饮食

肿瘤本身就是一种消耗性疾病，再加上治疗过程中的各种放、化疗以及药物的作用，会导致患者的食欲变得很差。因此，合理的饮食对肿瘤患者而言非常重要。一定要做到荤素科学搭配、营养均衡，不可过于油腻，也不能单调乏味，要以清淡、易于消化的食物为主。同时，患者也要注意不能暴饮暴食，要适量饮食、少食多餐。

◎ **生活要规律**

由于肿瘤细胞的侵袭，肿瘤患者的机体免疫力会有所下降，因此患者在治疗康复期间一定要注意保持良好的生活习惯，规律作息，不可过度劳累，更不能熬夜。规律的生活可以使患者的身体保持在一个良好的状态，有利于康复。

◎ **适当进行体育锻炼**

肿瘤患者可以适当做一些体育锻炼，这不仅可以提高身体的抵抗力，还有利于患者保持一个良好的心态。肿瘤患者在康复期可以选择散步、慢跑等项目来进行适当的运动。

Q66
"治未病"思想在肿瘤康复中的意义是什么？

《黄帝内经》"治未病"思想主要包括以下几个方面：一是"未病先防"，在疾病未形成之前，对可能导致疾病的各种原因采取针对性措施，预防其发生；二是"见微知著"，对某些疾病的前兆早发现、早诊断、早治疗，及时把疾病消灭在萌芽状态；三是"已病防变"，把握疾病的传变规律，及时阻止疾病的蔓延、恶化和传变；四是"病后防复"，在疾病尚未发作的稳定期或间歇期提前采取巩固性治疗或预防性措施，防止疾病的复发。

以"治未病"思想指导中医肿瘤治疗工作具有重要的价值，这与现在肿瘤的"三级预防"有异曲同工之妙，但更突出了天人合一、以人为本的整体观念，且具有个体化的辨证优势，特别是在癌前病变防恶化、肿瘤术后防复发与转移等方面，疗效显著，也更具特色。

Q67
中医药肿瘤康复的原则是什么?

中医治疗肿瘤的原则为扶正培本、行气活血、扶正与祛邪相结合。肿瘤是机体在各种致瘤因素的作用下,局部组织出现异常增生而形成的新生物,是全身性疾病在局部的表现。中医在治疗肿瘤时强调既要看到肿瘤对机体的损伤所致的各种症候,更要认识到引起这些症候的根本原因,把整体治疗和抗肿瘤结合起来。

治疗急则治标,缓则治本,标本兼顾,治病必求其本。对于肿瘤患者来说,在其患病的全过程中,肿瘤始终是疾病之本,是根本矛盾,因此必须抓住时机,集中力量解决这个根本矛盾。

Q68
中医药肿瘤康复的目标是什么？

肿瘤患者康复治疗的目的无非是提高机体的免疫能力、清除体内可能残存的肿瘤细胞、防止肿瘤的复发和转移、帮助机体尽快恢复健康，最终达到提高肿瘤患者的生命质量，延长其生命的目标。

恶性肿瘤是一种慢性疾病，有较长的康复过程，中医药疗法是非常适合肿瘤患者的康复治疗方式，其目标有以下几点：①通过中医辨证论治，减轻症状，改善患者的生活质量；②通过调整阴阳和五脏六腑平衡，改善机体的功能状况；③减轻放、化疗的毒副作用，加速术后恢复；④增强放、化疗效果，抑制肿瘤生长；⑤控制或延缓复发，延长患者生命。

Q69
中医药对防复发和转移有何意义?

肿瘤患者在西医手术或者放、化疗之后,体内可能仍存在微小的肿瘤病灶,即中医所说之"余邪";手术或放、化疗后机体免疫力下降,即中医所说之"正虚"。

正气耗散,正虚加重,癌毒的致病力超过正气的抗邪力,就会出现临床症状和体征,从而导致肿瘤的复发和转移。运用中医药,扶正和祛邪并举,可攻伐癌毒,提高机体免疫功能,从而防止肿瘤的复发和转移,使带有残存癌灶的患者获得更长的生存期,提高肿瘤治疗的远期疗效。

Q70
中医传统康复疗法在肿瘤终末期的作用是什么?

中医康复治疗临床疗效确切且副作用小,适用于改善终末期肿瘤患者的临床症状,提高其生存质量。对终末期肿瘤患者的中医康复治疗主要以扶正为主。扶助正气,固本培元,提高机体免疫功能,兼以活血化瘀、化痰软坚、健脾和胃等治疗,能明显减轻患者的痛苦,改善患者心理状态,提高患者的生存质量。

Q71
针灸疗法在肿瘤康复治疗中能发挥什么作用?

生存质量是肿瘤患者康复的核心问题。近年来临床研究显示,针灸治疗可以提高肿瘤患者的生存质量,促进患者康复。

针灸疗法不仅对肿瘤疼痛有良好的镇痛效果,对肿瘤患者的免疫系统也可起到调节作用。针灸又可作为心理治疗手段,调整患者的精神、心理状态,对消除患者的心理障碍有一定作用。针灸疗法还能减轻放、化疗及手术等常规治疗引发的机体、精神状态衰竭,提高肿瘤患者的生存质量。

Q72

中药熏洗疗法对肿瘤康复有哪些好处?

中药熏洗疗法是指把药物煮煎后,先用蒸汽熏疗,再用药液在患者全身或患处进行清洗的治疗方法。它借助蒸汽与药液的熏洗,达到疏通腠理、散风除湿、透达筋骨、活血理气的作用。熏洗时,药物通过皮肤孔窍、腧穴等部位,深入腠理、脏腑各部位,再输布全身,达到"以外调内"的作用。温热、机械物理等对局部的刺激,通过对经络系统的调节,起到纠正脏腑、阴阳、气血的偏盛偏衰的作用,补虚泻实,扶正祛邪,有利于促进肿瘤康复。此外,温热刺激能够引起皮肤血管的扩张,促进局部和周边的血液、淋巴循环,除能促进药物发挥直接治疗作用外,还能加快新陈代谢,疏通经络,改善局部组织营养状况及全身机能。

Q73
精神因素是否对肿瘤康复有影响?

面对肿瘤,患者首先表现为质疑,而后为恐惧及伤痛,之后逐渐适应、慢慢接受。在肿瘤术后康复阶段,有的患者表现积极,而更多的人则会消极接受。这一时期的精神状态支配着患者的行动,积极的心理状态会让患者呈现乐观心态,做出抗争性行为;消极的心理状态则会让患者表现出压抑情绪,体内因而产生负性因子,可能加重病情。因此,精神、心理因素对肿瘤的康复是有很大影响的。

Q74
恶性肿瘤可以治愈吗?

恶性肿瘤是一种治疗过程很长而且很难痊愈的慢性疾病。怎样才算是"完全治愈"？这一问题着实让很多人头疼。恶性肿瘤的复发率是非常高的，这主要是因为身体中的肿瘤细胞没有被彻底清除，而临床上所说的"治愈"的标准，通常指的是治疗后肿瘤患者长期处于稳定状态，肿瘤复发概率很低。以下所列的恶性肿瘤"治愈"标准，可供大家参考。

◎检验意义上的"正常"

一般来说，血清肿瘤标志物是临床上最常用于监测肿瘤复发的指标，如果这些标志物长期处于一个低值或单位年限内增长的幅度很小，可基本认为肿瘤复发概率很小。还有如三大常规及甲状腺素、肾上腺素、胰岛素等内分泌代谢性物质的监测结果若长期处于一个平稳水平，那么相关肿瘤的复发概率也就很小。超声、X线摄片、CT、磁共振等检查是捕获肿瘤蛛丝马迹的"火眼金睛"，影像学检查正常或没有发现新的病灶，以及以前出现的结节稳定，没有增多或变大，也可视为正常。

◎5年内不复发

在治疗恶性肿瘤方面，还有另一种情况，即通过长期的治疗，虽然患者的肿瘤病灶依然存在，肿瘤细胞仍然存在于身体中，但是肿瘤处于停滞状态，没有进一步发展，并且这种情况可以长期维持，直到宿主因其他原因离世，这也是恶性肿瘤"治愈"的标准之一。

为了解决这个问题，医学上引入了"5年生存率"的概念。这个概念的大致意思是恶性肿瘤经过治疗，5年之内没有复发或转移，且患者健康状态稳定的概率。医学界发现，若患者的恶性肿瘤在5年之内不复发，大部分就不会再出现转移。换句话就是，为"暂时没有病变"或"长期没有病变"换一种审核办法，用5年的时间长度来判断是否治愈。这一方法应该是目前最为科学的方法了。

Q75

恶性肿瘤术后5年不复发就可以放心了吗?

在医学界，肿瘤术后评估用得较多的是5年生存率，用来说明手术治疗的效果。5年无瘤生存率越高，说明治疗效果越好。如果术后已经5年了，没有发现临床病灶，也就是没有复发，就可以认为已经彻底治愈了，故临床常用"5年无瘤生存率"表示各种肿瘤手术的疗效。

转移和复发大多发生在根治术后3年内，约占80%，少部分发生在根治术后3～5年，约占10%。所以，多数恶性肿瘤根治术后5年内不复发，再次复发的机会就很小了。

但是，还是有少数肿瘤会在根治手术5年之后复发，值得警惕。有的肿瘤恶性程度比较高，繁殖比较快，那么这个观察时间就可以短一些，如儿童纤维肉瘤、睾丸癌等，3年不复发就算治愈。但乳腺癌的情况不同，它可以在15年或者更长时间后复发。这么说来，15～20年没有复发都不能认定为治愈。所以，临床中的5年没有复发并不是指绝对治愈，还要看肿瘤的类型。

Q76
为什么恶性肿瘤患者会消瘦？

如同成长中的孩童一般，肿瘤细胞的生长需要摄取大量的营养物质，它们在机体内扎根，吞噬着机体"血肉"，使得机体逐渐消瘦。在胃肠消化道中生活的肿瘤细胞们会侵犯机体血管，击溃"堤坝"，让血液"一泻千里"，所以消化道肿瘤会引起贫血，其一方面使机体消耗增多，另一方面又使机体摄入减少。上消化道肿瘤如食管癌患者前期主要表现为进食哽咽，后期随着肿瘤细胞侵犯食管进程的加剧和食管的进一步狭窄，便会出现进行性的吞咽困难，最终造成患者不想吃、想吃但吃不下的局面，人也就变得消瘦。

Q77
对肿瘤患者进行随访和监测的意义是什么?

医学上没有百分百确定的事,手术更不是"祛病仙丹",中西结合、综合防治是目前肿瘤诊疗的核心内容,其中防是"前锋",亦为"门将",病前须防,病后亦须防。病后防就是这里讲的随访和监测。

首先,通过随访可以让医生与患者建立相互信任的关系并进行有效沟通。医生可以采取疏导、安慰、鼓励等措施,引导患者以积极的心态和良好的情绪对待疾病,树立战胜疾病的勇气和信心,这有利于疾病的早日康复。同时,医生可以及时提醒和帮助患者遵从医嘱,正确服药,提高患者对治疗、护理的依从性。此外,通过随访,患者能及时反馈治疗后的情况,提高诊疗的效果,促进恢复的进程,增加对肿瘤的了解，增强战胜肿瘤的信心，有利于患者改变不良生活方式，提高日常生活能力。

其次，随访是医、护、患沟通的平台，联系的纽带。通过随访交流可以增进医患的相互了解，并针对不同患者进行个性化指导，真正体现以人为本和以患者为中心的服务理念，提高患者对医院服务的认可度和满意度。肿瘤随访有利于开展早期发现、早期诊断、早期治疗工作，有助于在早、中期发现机体异常，提高临床治疗效果，节约社会卫生资源成本。

Q78
肿瘤患者手术后为什么要定期检查?

接受肿瘤手术的患者,会面临肿瘤复发和转移的问题。尽管手术已经把肿瘤切除了,但是手术切除的是肉眼可见的肿瘤包块,身体里面可能还会有肉眼看不见的、非常少量的肿瘤细胞,这些细胞可能隐藏在淋巴组织或者肝脏、肺等远处器官中。这些只能够在显微镜下看见的肿瘤细胞,可能是日后肿瘤复发或者转移的源头。

根据原发癌发生的部位,可以在一定程度上对可能发生复发、转移的部位作出预测,并以这些部位为重点,进行定期检查。出院后的复查,早期应每隔1~2周来院复查一次,3个月以后每隔1个月复查一次,随后每隔3个月复查。一般来说,恶性肿瘤的复发、转移几乎都发生在手术后的2~3年之间,过

了这段时间大多就没有什么问题了。但是，对易癌

变区域的定期检查将是一生都要进行的事。

Q79

什么是支持性心理治疗？

新的生物-心理-社会医学模式的出现，让人们意识到心理康复对肿瘤康复的重要性。肿瘤患者的心理治疗能够帮助患者培养积极的应对模式，减轻负面情绪，促进康复和心理成长。

支持性心理治疗是一种积极有效的心理干预方式，它的治疗内容包括：

（1）为患者提供一个安静的、支持性的氛围，与患者一起探索其精神世界中运行的深层心理动力模式。

（2）耐心倾听患者的故事，并对患者的不良情绪给予理解、正常化和共情的回应，减轻他们的病耻感。

（3）与患者一起讨论造成紧张气氛、引起他们强烈情绪反应或影响其应对疾病的信息，帮助患者积极处理负性情绪。

（4）为患者及其家人提供他们需要的信息和可利用的资源。

（5）在患者遭遇打击而出现心理危机时给予危机干预。

（6）通过认知、行为技术和问题解决策略帮助患者改善认知，做出合理的决策。

（7）促进患者与照顾者和医护人员的沟通。

（8）如果有必要，在患者允许的情况下，可以将家人也纳入支持治疗中。

Q80
肿瘤患者如何进行心理康复？

据统计，在我国病死的肿瘤患者中，80%以上不是死于治疗期，而是死于康复期，特别是手术、化疗后的患者，最终难过心理康复关。肿瘤患者常出现抑郁、焦虑、精神错乱、厌食等心理问题，其中以抑郁症和焦虑症最为多见。有关研究显示，近80%的晚期肿瘤患者会由于自身对疾病的过度恐惧而被"吓"死。因此，肿瘤康复需要身心兼治，不仅包括躯体康复、功能康复，更应强调心理康复。

心理康复的方式是多种多样的。正确的心理康复治疗不仅能够解决患者已经存在的心理问题，而且还能帮助患者树立信心，提高生活质量。心理康复的内容包括：

（1）放松训练：借助放松练习可释放不良情绪，

有助于防止免疫系统受损。放松的方法很多，包括音乐放松法、全身肌肉放松法、宣泄法等。气功、太极拳、瑜伽等也是很好的放松方法，在提高体能的同时也能调治心理。

（2）改善睡眠：大部分肿瘤患者都存在睡眠障碍，如入睡困难、早醒、中途易醒、多梦等。肿瘤患者的失眠和健康人的失眠是不一样的，患者失眠期间主要是"想事"，脑海里会不自主地浮现死亡等负性信息，长此以往将严重影响身体的免疫系统。因此，解决肿瘤患者的睡眠问题就显得十分重要。可以使用放松状态下的睡眠调控技术来改善患者的睡眠，具体方法为：让患者躺在床上，将双臂置于身体两侧，闭上双眼，躺好后嘱其做4～5次腹式呼吸，然后做一遍全身肌肉放松，之后给予言语诱导："全身已经非常放松，外界的一切干扰，对你已经不起作用了，每天躺在床上，先睡心，后睡眼，白天的情绪都如同衣服一样脱下，一同脱下来，白天的情绪与你的睡眠并没有直接的联系，你感到非常放松，非常困倦，非常想睡，你马上就睡着了，而且会睡得很深、很沉……"

（3）矫正认知：很多人认为得了恶性肿瘤就标志着死亡，一旦查出了恶性肿瘤，还没治疗呢，人就已经陷入了绝望。事实上，目前很多化疗药物疗效可靠，手术及放疗效果也有了提高，治愈的人也不在少数。因此，患者应该改变对于恶性肿瘤的认知，这样情绪才会好转。

（4）转移患者的注意力：患者往往将精力集中于病情及其他可以带来不良情绪的问题上，如经济负担、子女赡养、人际关系等。根据不同的情况，可以鼓励患者培养相应的爱好，或者去旅游，将注意力巧妙、有效地转移到感兴趣的事情中来，这样不良情绪会逐步得到改善。

Q81
肿瘤患者如何进行营养康复？

营养康复应在营养素监测下进行。从肿瘤的发生到治疗后肿瘤的康复，处在不同阶段的机体所需的主要营养素及次要营养素是不同的，即使是相同的营养素，由于肿瘤细胞的摄取或治疗后内分泌激素的缺乏，其适宜摄入量也有所不同。

医生会通过营养素的监测及计算，来了解患者当下阶段缺乏的主要营养素，并根据患者的胃肠道功能，予以不同的营养支持（肠内或肠外）。

肿瘤患者的生活该如何调整

第六篇

Q82
哪些食物有助于升高白细胞？

在放疗或化疗期间，一些患者会出现白细胞数量下降的问题。白细胞下降的话，身体遭受外界细菌侵害的风险会大大上升，所以一般会选择打升白细胞针或者通过饮食调节来提升白细胞数量。有助于升高白细胞数量的食物如下：

（1）精制的瘦肉，如牛肉、羊肉、猪肉等，都有助于升高白细胞，尤以牛肉的作用最为明显。

（2）海鲜类食物，如鱼、虾、蟹中的白肉，还有黄鳝、河蟹等，都有助于升高白细胞。

（3）应该同时摄入植物蛋白和动物蛋白，以植物蛋白作为辅助，弥补动物蛋白升白细胞作用不足的情况。还可以食用谷物、花生、奶制品等，这些食物都有助于升高白细胞。

（4）可以食用富含维生素和微量元素的水果、蔬菜，以起到与其他食物一起协同升高白细胞的作用。

Q83

肿瘤患者如何补充蛋白质?

肿瘤患者必须在饮食中保证充足的蛋白质摄入量。恶性肿瘤晚期患者往往处于消耗严重的恶病质状态,必须进行蛋白质的补充,特别是要补充优质蛋白。

能自行进食的肿瘤患者,应多吃富含优质蛋白的鱼、肉、虾、蛋、奶、海参、蚕蛹等食物,必要的时候可以适当补充促进蛋白质合成、增进食欲的药物来进行辅助治疗。如果是已经不能进食的晚期肿瘤患者,或合并有低蛋白血症的患者,要及时给予静脉补充白蛋白治疗。在输注白蛋白的时候,要注意缓慢输注,观察心肺功能,以免诱发心力衰竭和肺水肿。

Q84
肿瘤患者在化疗期间应如何饮食？

化疗的患者会有一些消化道症状，包括食欲不振、厌食等，加上高消耗、摄入不足等情况，极易导致恶病质，故科学、合理的膳食安排非常重要。

在条件允许的情况下，宜经常变化烹调方式，注意色、香、味的调配，以此来促进患者食欲。同时，患者宜适当进行餐前活动，或者在用餐前食用少许开胃食物（如山楂、酸梅汤、果汁等）。化疗的患者最好少食多餐，应食用温和、无刺激的食物，避免油炸、油腻及有浓厚调味品的食物；应多食富含维生素A、维生素C的新鲜蔬菜、水果及含膳食纤维的糙米、豆类等；多饮水，多食萝卜、番茄、生黄瓜等以促进肠蠕动，并适当食用脂类食物，如花生、核桃等。还应进行适当的运动，养成良好的排便习惯。

Q85
肿瘤患者放疗后吃什么比较好?

放疗期间,肿瘤患者往往会出现口干、咽痛等症状,这是因为放射线损伤了唾液腺及黏膜。因此,患者应食用温和、无刺激的食物,避免食用坚硬、粗糙的食物。饭菜的温度不宜太热,肉要剁细,蔬菜或水果(若无法咽下)可以榨成汁饮用。在进行腹部放疗期间,部分患者会出现恶心、呕吐等症状,此时饮食宜清淡、少油腻,少食多餐,菜中可放少量姜汁以调味,尽量避免食用不新鲜食物或气味怪异的食品。若出现腹胀、腹泻等症状,在饮食上宜选择易消化的清淡食品,如半流质饮食或少渣饮食,忌食含纤维素多的以及黏腻、寒凉的食物。

放疗期间发生便秘的患者应适当增加活动量,多食新鲜蔬菜、水果及其他富含纤维素的食物,如土豆、红薯、苹果、梨等。还应补充益生菌，调节肠道菌群，改善胃肠动力，促进肠道蠕动，养成良好的排便习惯。

Q86

如何改善肿瘤患者的厌食症状?

常见的引起厌食的因素如下:

(1)肿瘤本身:较为多见的是肿瘤或肿瘤并发症压迫胃肠道或刺激胃肠道神经引起恶心、呕吐、吞咽困难、腹胀早饱等表现。另外,一些内分泌代谢性肿瘤或消化系统肿瘤可引起激素分泌紊乱,进而引起厌食。

(2)肿瘤治疗:消化道相关的外科手术、化疗、放疗、免疫治疗等都会引起食欲下降,其中放疗、化疗还会引起味觉、嗅觉的异常和口味的改变,导致患者因厌恶食物的气味或味道而拒绝进食。

(3)心理因素:抑郁、恐惧等心理也可以引起厌食。

对于由肿瘤引起的原发性(如内分泌)或继发

性（如胃肠道压迫）病变所致的厌食，通过手术或放、化疗来解除是很有必要的。控制好肿瘤症状后，再辅以中西药对症支持治疗，可有效改善患者的厌食情况。如多潘立酮片（吗丁啉）、莫沙比利等可促进胃肠蠕动，加速胃排空；润肠通便药物可解除便秘。

　　对于心理因素导致的厌食，最主要的治疗方式还是沟通，在这当中，患者家属应发挥作用。

　　中医药膳对厌食帮助极大。中医认为厌食由脾胃虚弱、情志失调、外邪犯胃、饮食不节等原因造成的脾胃运化受损、气机升降失调所导致，故常采用健脾和胃、益气健脾、滋补脾胃、消食导滞、疏肝化湿、温补脾肾等多种治法调节患者食欲。中成药山楂丸、保和丸、木香顺气丸等对改善某些厌食具有一定作用。改善厌食常用的药食两用的食物还有山楂、柑橘、山药、鸡内金、豆豉、大麦芽、萝卜、番茄、酸奶等。

Q87
肿瘤患者在治疗和恢复期能运动吗?

科学、适度的运动对于肿瘤患者的康复是有益处的,但需适量。在肿瘤治疗的不同阶段,合适的运动能改善患者的心肺功能,增强机体免疫能力,有益于患者调节心理状态,缓解疾病带来的焦虑感,在一定程度上可减轻负面情绪。

Q88
运动能够降低肿瘤的复发风险吗?

经研究证实,对于结直肠癌、前列腺癌、乳腺癌及卵巢癌等,适当的运动可降低肿瘤的复发风险,提高患者生存率。不仅对于肿瘤,对于一些基础慢性疾病,如高血压、糖尿病、冠心病等,适度运动也可预防发病及延缓疾病进展。肥胖不仅是以上基础疾病的高危因素,甚至也会引起相关肿瘤的发生,因此减肥也是预防基础疾病及肿瘤的方法之一,而最好的减肥方法就是运动。

Q89
肿瘤患者在运动时有哪些注意事项?

肿瘤患者要根据自身情况，选择适合自己的运动方式。同时应注意以下几点：

（1）治疗结束后应适量运动，并循序渐进地增加运动量。

（2）正接受放疗的患者最好不要游泳，以免消毒用的氯离子刺激放射部位的皮肤。

（3）患有骨肿瘤或出现骨转移的患者，或伴有严重骨质疏松、风湿或类风湿、外周神经疾病的患者以及年长的患者，要密切关注平衡能力，谨防跌倒。

Q90
肿瘤患者的运动量、运动频次及运动强度该如何选择?

◎**运动量及频次**

(1)一天中适合患者运动的最佳时间一般为早晨或下午,不宜在饱餐后或饥饿时运动,以免出现不适。

(2)每周运动3～4次,隔日进行。体质较强者,如果运动后不疲劳,可坚持每天运动。

(3)开始时运动量要小,锻炼时间不宜过长,每次15～20分钟即可,以后根据病情和体力逐渐增加运动量至每次30～40分钟。

◎**运动强度**

肿瘤患者不宜参加剧烈运动,原则上应该选择低强度、持续时间较长、运动后稍微出汗、循序渐进、持之以恒的运动方式。可根据自己的情况选择适宜的运动方式：

（1）最轻度运动：散步、购物、做家务、打太极拳，可持续30分钟。

（2）轻度运动：跳交际舞、做体操、平地骑车，可持续30分钟。

（3）中度运动：爬山、平地慢跑、打羽毛球、上楼梯，可持续10分钟。

（4）高强度运动：跳绳、游泳，可持续5分钟。

总之，在可耐受的情况下，适度的运动可增强体质，帮助患者与肿瘤细胞抗争到底。

Q91
肿瘤患者该如何合理应用保健品？

如今市面上的保健品种类繁杂，其广告往往会夸大保健品的功效。其实保健品只能起到调理生理功能的作用，对疾病的治疗效果不大。患者可根据病情和身体情况适度服用保健品。对于肿瘤患者来说，在选择保健品时应本着"按时、按需"两个原则，没有必要长期服用保健品。

（1）按时原则：患者应当根据治疗阶段选择保健品，主要是在治疗安排比较紧凑时或即将接受伤害性治疗前。如手术后30天被安排化疗，需要患者尽快恢复身体素质，做好化疗前的体质准备，此时患者可选择营养支持类保健品，以达到快速提升、恢复身体状况的效果。

（2）按需原则：要根据患者体征反应选择保健

品，如针对各种治疗过程中所出现的不良反应和并发症选择合适的保健品。比如，应对术后贫血可选择具有补血功效的功能类保健品，应对化疗后的恶心、呕吐、无法进食等情况可选择营养支持类保健品。

Q92
肿瘤患者如何通过饮食提高免疫力?

肿瘤患者的膳食标准是:合理膳食,食物选择多样化,多吃富含维生素和矿物质的食物,减少或限制精制碳水化合物的摄入。

(1)控制能量:肿瘤患者应合理摄入能量,避免出现体重超重或过轻的现象。按不同人群的年龄、性别、基础代谢、体力活动等情况确定能量的摄入量,并且合理分配蛋白质、脂肪、碳水化合物这三大类营养的摄入比例。蛋白质占总能量的12%～15%,其中优质蛋白质占蛋白质总量的1/3～1/2;脂肪占总能量的25%～30%;碳水化合物占总能量的65%左右。

(2)食物应多样化:以植物性食物为主,植物性食物应占每餐的2/3,膳食应含有豆类和粗加工的淀粉类主食,保证有足量的营养素摄入,适当摄取一定量的天然抗癌防癌食物。

（3）限制高脂饮食：摄食过多的动物脂肪可诱发大肠癌，应少吃肥肉和动物性油脂，多吃富含不饱和脂肪酸的鱼类和植物油。

（4）保证膳食纤维的摄入：每天食用400～800g的蔬菜和水果，应保证种类多样，通过蔬菜、水果摄入的能量占一天总能量的7%～14%；注意多摄食富含维生素C、维生素A的蔬菜和水果。

（5）保证矿物质的摄入：摄取富含碘、铜、铁、钼、硒、钙等矿物质的食物。

（6）注意盐的摄入量：成人每天吃盐量不超过6g，儿童按能量计算，每1000kcal摄入3g食盐。

合理的膳食是身体获得足够营养素的源泉，只有每日通过膳食摄取到足够的营养，才能提高机体对肿瘤的抵抗力，提高肿瘤治疗的疗效。

Q93
饮酒会增加肿瘤的复发风险吗?

最新研究表明，全世界5.5%的恶性肿瘤的发生和5.8%的恶性肿瘤所致的死亡是由酒精引起的。美国临床肿瘤学会（American Society of Clinical Oncology，ASCO）明确指出，酒精是重要的致癌因素。

首先，研究证实，酒精摄入会增加患癌部位出现新原发癌的风险。大量数据和既往研究证明，酒精和口腔癌、喉癌、食管癌、头颈癌、肝癌、结直肠癌、女性乳腺癌等有直接关系，同时它极有可能会引起胃癌和胰腺癌。其次，很多抗癌药通过肝脏代谢，酒精造成的肝损伤会影响药物代谢，从而加剧毒性作用。所以在一般情况下，建议患者不要饮酒。

Q94

肿瘤患者是否需要减少脂肪、肉类、糖类的摄入量？

在保证人体营养和能量需求的前提下，肿瘤患者应适当减少脂肪、肉类、糖类的摄入量，具体原因如下：

（1）肉类特别是肥肉和带皮禽肉，经过煎炸、烧烤等高温烹饪，会产生有致癌性的杂环胺类物质。研究显示，大量食用红肉和加工肉类，与结直肠癌、前列腺癌、胃癌等的发病相关，但没有明确证据表明其对恶性肿瘤的复发或进展有影响。尽管如此，肿瘤患者最好还是遵从美国临床肿瘤学会的建议，适当限制摄入加工肉类、红肉以及高温烹饪的肉类。

（2）建议患者适当减少含糖饮料和甜食的摄入量。

（3）脂肪有"好坏"之分。从"坏脂肪"饱和脂肪的角度来讲，一项针对早期乳腺癌的研究表明，低脂饮食可降低肿瘤复发风险。另一项研究则发现，饱和脂肪摄入越多，前列腺癌患者的存活率越低。过多的饱和脂肪酸还会增加发生心血管病的风险，而心血管病与肿瘤患者的死亡有关。高脂肪饮食造成的肥胖也与多种肿瘤复发风险的提高相关。从"好脂肪"不饱和脂肪的角度来讲，没有证据表明其可以降低患癌风险。总之，建议患者尽量少摄入饱和脂肪和反式脂肪，黄油、烘焙食品、含氢化油的零食等应少吃。

Q95
肿瘤患者如何度过春季?

"春三月,此谓发陈。天地俱生,万物以荣。"春天是生发的季节,气候由寒转暖,阳气升发,自然界万物萌生发育。同时,肿瘤患者体内的肿瘤细胞生长、繁殖也较旺盛,当肿瘤细胞的生长速度超过了临床治疗及免疫系统所能控制的速度时,就很容易导致肿瘤的复发、转移。另外,此时细菌、病毒容易侵入患者体内,导致患者免疫功能下降,也为肿瘤康复带来了不利因素,所以春季提升免疫力尤为关键,具体应做到以下几点:

(1)营养均衡是基础。要补充丰富的微量元素、维生素和膳食纤维,从而保证人体能生成充足的免疫细胞和免疫分子。

(2)保持乐观的心情。紧张、压抑、悲观等情绪会影响糖皮质激素等的分泌，进而影响免疫力。要学会以积极的态度对待疾病，打开心扉，多交流，多参与能令人心情愉悦的活动。春季风和日丽之时，可到公园、广场、河边、山坡等地，根据自己的兴趣爱好，多活动，以畅生气。

（3）睡眠充足，早睡早起。与每晚睡7~8小时的人相比，每晚只睡4小时的人，体内抵御流感病毒的抗体减少50%。所以，充足的睡眠时间十分重要。春季易出现乍暖乍寒的情况，故衣着不可骤减，以防寒邪入侵肌腠。

Q96
肿瘤患者如何度过夏季?

夏季气温高，炎热难耐，对于机体抵抗能力和承受能力欠佳的肿瘤患者来说，炎热的天气往往会影响休息，不但让人情绪躁动不安，而且会使人食欲不振，从而干扰治疗环境和效果。那么肿瘤患者应该如何度过夏季呢?

首先，夏天天气热，温度高，患者应该注意多喝水。夏季人体易出汗，大量出汗使人丢失更多的水分和电解质。肿瘤患者发生脱水的概率相对更高，即使是在空调房中，也会出现脱水，所以一定要注意多喝水，防止脱水现象。

其次，肿瘤患者在夏天要注意预防中暑。中暑是肿瘤患者病情恶化的催化剂，室外温度较高时，肿瘤患者应尽量少出门。使用空调时也要特别注意，室内外温差不要太大，相差5℃即可，连续使用空调一段时间后必须通风。

再次，在饮食方面，肿瘤患者在夏天还要注意补充维生素C和蛋白质。炎热的天气易导致胃口不佳，接受化疗、放疗的患者，容易发生蛋白质和微量营养素的缺乏，最好通过饮食补充，千万不能因为天热没胃口或治疗的副作用强烈而减少饮食。膳食应均衡，三餐荤食和果蔬、豆制品等合理搭配，可适当服用健脾化湿之品，如薏苡仁、莲子、绿豆等。

最后，要注重心理的调节，静心安神，可行晨练、瑜伽、太极拳等轻缓的锻炼活动，聆听轻音乐等舒缓心情，静心安神。

Q97
肿瘤患者如何度过秋季?

秋季昼夜温差大，天气多变，容易降低患者机体抵抗力。秋季干燥，易伤津液，患者常受秋燥症所扰，如外感风寒燥邪，易引起头痛、流泪、咽干、鼻塞、咳嗽等一系列症状。因此，肿瘤患者在秋季应注意起居、饮食调养，家中多备几件秋装，酌情增减衣物，同时也要加强锻炼，保证充足的睡眠时间，提高睡眠质量。饮食宜以滋润为主，可适当多食酸味果蔬以收敛补肺，少食辛味之品。

秋季常是悲秋伤感之季，对肿瘤患者来说，深秋之时，见草叶枯落、花木凋零，再联想起自己的病情，不免心中勾起悲凉、垂暮之感，极易产生焦虑、抑郁等情绪，而负面情绪的积累会严重影响患者病情的康复。所以肿瘤患者首先应当培养乐观的情绪，可以适当地进行一些自己感兴趣的娱乐活动，如书法、养鸟、赏花、打牌、下棋、秋钓等，以此来丰富精神生活，用最积极的心态争取与病魔斗争的最终胜利。

Q98

肿瘤患者如何度过冬季?

冬季寒气盛,万物潜藏。此时人体阴气极盛,而阳气内潜。《养生经》言:"冬三月乃收藏闭塞之时,最宜固守元阳,以养真气。"故冬季宜养精蓄锐,温补阳气,避寒凉。

冬季天气寒冷、气候干燥,空气中会悬浮大量的细菌和病毒。肿瘤患者在经过手术或放、化疗后,抵抗力和免疫力降低,在寒冷的冬季更易感染多种疾病。故肿瘤患者在冬季更要做好身体的保暖工作,在保暖的同时也要经常性地开窗通风,保持室内空气的流通,尽量不要去人口比较密集的封闭场所。另外也须适度锻炼以防寒保暖,促进血液流通。

冬季气候干燥且水分流失速度快,人体津液缺乏,易导致皮肤黏膜干燥、大便干结、溃疡上火等。

所以肿瘤患者在冬季应每天补充足够的水分，多吃蔬菜和水果，均衡膳食营养。要科学地进补，不能盲目使用冬虫夏草、人参等大补的药材，应在医生的指导下科学地使用补药，以提高体质。恶性肿瘤属于慢性疾病，必须经过长时间的调理，才能够防止肿瘤细胞的扩散和转移。科学辨证的中医药治疗能提高患者的免疫能力，扶助正气，抵抗病邪，降低肿瘤复发和转移的可能性。

　　冬季要保持皮肤的清洁和干燥，不能乱涂抹刺激性的药物，贴身衣物可选择柔软的纯棉内衣。另外，冬季雨雪天气比较多，应尽量减少出门，防止发生滑倒跌伤而诱发骨折。

Q99
肿瘤患者可以接种流感疫苗吗?

秋冬是流感肆意的季节,对于肿瘤患者而言,更是不小的挑战。那么肿瘤患者能否接种流感疫苗呢?

其实这是一个比较复杂的问题,需要根据患者的病情、身体状况以及正在接受的治疗情况等来判断。积极预防流感,对于减少病毒感染、避免中断正常的肿瘤诊疗、保护患者脆弱的免疫力是具有重要临床意义的,而当前最有效的预防流感及其并发症的手段便是接种流感疫苗。

理论上讲,只要身体条件允许且没有接受特殊治疗,肿瘤患者是应该有选择地进行流感疫苗接种的,但也不能一概而论。流感疫苗可分为灭活疫苗和减毒活疫苗两类,即完全没有侵袭能力的病毒菌株和侵袭能力较低的病毒菌株。出于安全性考虑,有严重免疫缺陷的患者、接受持续化疗的患者应选择接种灭活疫苗，而不应使用减毒活疫苗。这是因为肿瘤患者免疫功能低下，接种减毒活疫苗后机体可能无法抑制疫苗病毒株在体内的复制，从而发生不良反应。

此外，接受免疫检查点抑制剂（PD-1、PD-L1或CTLA-4抑制剂）治疗的患者，由于体内免疫系统的激活，活疫苗有可能造成免疫过激而引发炎症风暴，对重要脏器造成严重的炎症损伤。

目前国内外使用的流感疫苗多以纯化灭活疫苗为主，只要是免疫功能尚佳、身体机能较好的肿瘤患者都可以放心接种。但对于免疫功能低下，尤其是处于放、化疗期的肿瘤患者，其疫苗接种的效率比较低下，往往难以取得理想的效果。

Q100

肿瘤患者可以接种新型冠状病毒疫苗吗？

　　新型冠状病毒肺炎来势汹汹，且多数人易感。接种新型冠状病毒疫苗是预防新型冠状病毒感染的最佳方式。我国新型冠状病毒疫苗从研发到上市，经过了严格的临床试验，具有较高安全性和有效性。那么，肿瘤患者可不可以接种新型冠状病毒疫苗呢？这个问题需要根据患者的实际情况进行分析评估后来判断。

　　肿瘤患者手术前后或是一个月内接受过或将要接受放、化疗的，因身体处于免疫力比较低下的状态，应暂缓接种新型冠状病毒疫苗。

　　以下患者可以接种新型冠状病毒疫苗：

　　（1）恶性肿瘤康复治疗效果较好（几乎等同于

健康人），尤其是体质较好的患者。

（2）经过根治性治疗（如手术），术后超过3年且手术恢复良好、病情稳定无复发的肿瘤患者。

（3）处于康复期，不再进行放、化疗或是在接受相对温和的治疗（如中医药治疗等）的肿瘤患者。

肿瘤患者在接种疫苗时可以适当加强免疫辅助。由于肿瘤患者自身免疫力较弱，接种后也不能忽视个人防护的重要性，不能忘记预防新型冠状病毒病毒的三要素——戴口罩、勤洗手、保持安全距离。